U0006985

鑄鐵鍋・砂鍋・琺瑯鍋・不鏽鋼鍋・玻璃陶瓷鍋・壓力鍋・不沾鍋・銅鍋

常備鍋料理全書

不同材質的鍋子，都有適合的料理方式！
用8款經典鍋具，燉肉、熬湯、煮飯、烤甜點等，做出66道東西方美味道地料理

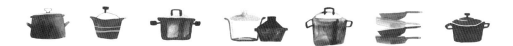

陳姬元——著　黃薇之——譯

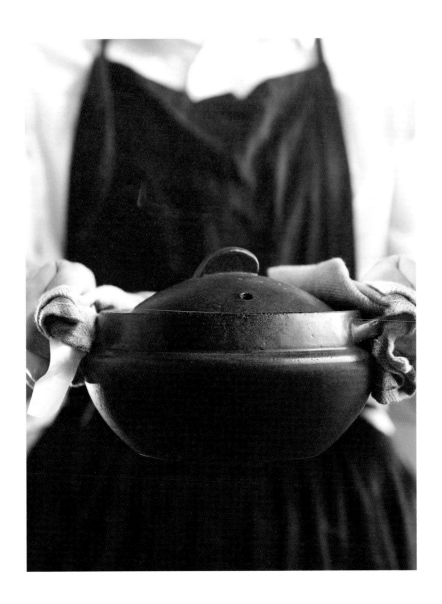

善用每款常備鍋的特性，做出專屬料理

　　小的時候，外婆家的灶台上放了兩只大大的鑄鐵鍋，當小樹枝丟進灶口劈啪燃燒時，外婆的大鐵鍋中就會開始升起濃郁的飯香，在我小小的心中留下了鑄鐵鍋煮飯的味道，這是一段很美好的記憶。

　　那個時期的我總是好奇的向外婆問著：「這麼大的鍋子要怎麼洗呢？」盛好滿滿尖起來的白飯，最後把鍋巴都刮下的外婆，將一片熱呼呼的鍋巴塞進我手中，「我的小寶貝，等你連鍋巴都一起吃完，我再告訴你……」，一邊說著一邊把飯遞給我。

　　雖然到現在我還是不知道外婆洗鍋子的祕密，但我卻已經成了只要看到鍋子就心花怒放的鍋子狂熱愛好者。從外婆的鑄鐵鍋，到媽媽碗盤櫃中依大小擺放好的罌粟花紋琺瑯鍋、不鏽鋼鍋，還有現在我的廚房層板上滿滿的各式種類的鍋子，我覺得鍋子就像是不知何時會變出美味食物的魔法罈子一樣。

　　到現在還依稀記得小時候，媽媽將咕嚕咕嚕煮滾的鍋子端上桌，而我占據著餐桌中央位置，家人們手中的筷子總是在之中來來回回忙碌地移動著。

　　從軟硬適中的釜飯、以文火煮滾的高湯和濃湯、燉得鬆軟的燉菜、馬上煮好就能吃的湯鍋、邊煮邊吃的火鍋、美味的炒年糕、香噴噴的炸物到甜蜜的蛋糕，幾乎所有的料理都可以用鍋子來完成，這麼說來，這些鍋具們不就像是魔法罈子一樣嗎？

　　喜歡上鍋子之後，便開始一個一個蒐集起來，沉穩又有型的鑄鐵鍋、透明簡潔的玻璃陶瓷鍋、閃閃發亮的不鏽鋼鍋、厚實的砂鍋、華麗的琺瑯鍋等，全都收齊。也因為如此，我才知道**不同個性的鍋子，都有其適合搭配的料理方式**，就這樣開始編寫出一道道食譜。

　　相信大家都已經知道，只要有一鍋飽足又豐盛的鍋物料理，即使沒有其他的配菜，一樣能完成美味又充實的一餐。現在就跟著這本書，和我一起來做鍋物料理吧，即使是斑駁的鍋子也可以，或是像老奶奶的手一般粗糙的鍋子也無妨，只要能將最美味的瞬間，以及料理帶來的溫暖保留在餐桌上，便已足夠。

　　裝入暖暖的心意，輕輕地端上熱騰騰滾著的鍋物，作為餐桌上的主角吧！

陳姬元

CONTENTS

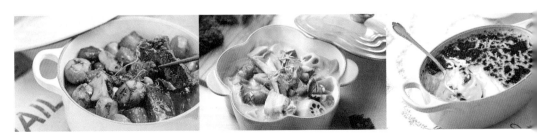

chapter 1

鑄鐵鍋

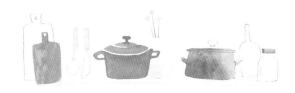

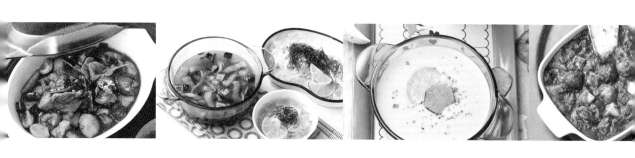

○○
chapter 2

玻璃陶瓷鍋

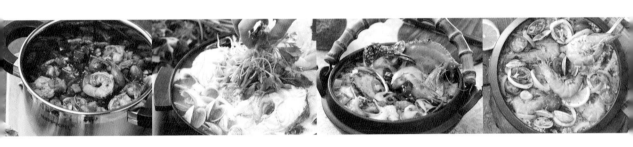

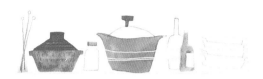

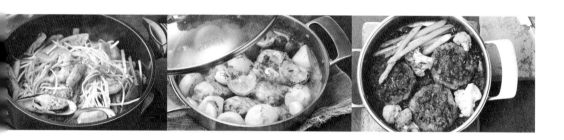

○○○○○

chapter 5

壓力鍋、不沾鍋、銅鍋、琺瑯鍋

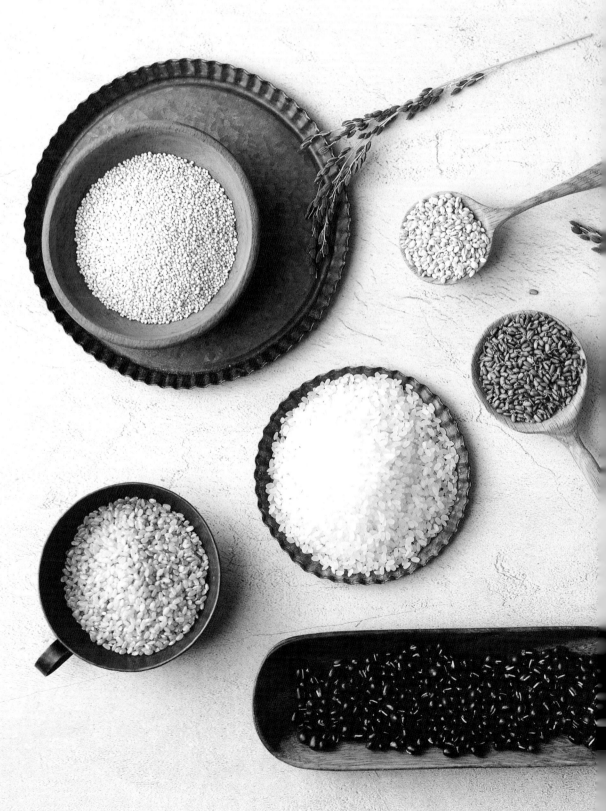

穀物類

米

無論是什麼料理，只要食材好且新鮮，料理的味道就會好，如同這個道理，飯也要用好的米來炊煮，滋味才會好。挑選好的米時，首先要觀察是否參有雜質，確認有沒有大量的碎米混雜在其中，因為在炊飯時，碎米會從破碎的地方釋出澱粉，而變得稀爛。由於碾米經半個月之後，水分的含量會漸漸變少，觀察穀粒的保存狀態，以及碾米後已經過多久等，就顯得非常重要。

糙米

含有豐富的膳食纖維，能有效改善便祕，深受不少人喜愛。剛開始接觸糙米飯時，可以從糙糯米開始，再慢慢換成糙米飯。吃糙米飯時，要多咀嚼幾次再吞下，才比較容易消化。另外，將糙米洗淨後，用平底鍋炒得焦黃，倒入約二匙煮滾的水，就能享用到具有豐富礦物質的玄米茶。

大麥

大麥中含量很高的多酚，具有抗氧化的功效，能預防老化、提升免疫力，並含有降低膽固醇指數的成分，也有助於預防血管方面的疾病。此外，由於有豐富的膳食纖維，能增加飽足感，只吃一點點也會覺得飽，對減肥非常有益，也能有效改善便祕。我們常喝的麥茶，比白開水還要解渴，且含有能促進消化的物質，用餐過後，如果覺得胃不舒服、脹氣，喝麥茶可達到舒緩效果。

小米

為穀類中顆粒最小的一種，常會建議乳汁分泌不足的產婦食用，具有促進產婦乳汁分泌的功效，並含有豐富鐵質，能促進腸道蠕動，有效預防大腸癌。建議可以和米一起混合來食用。

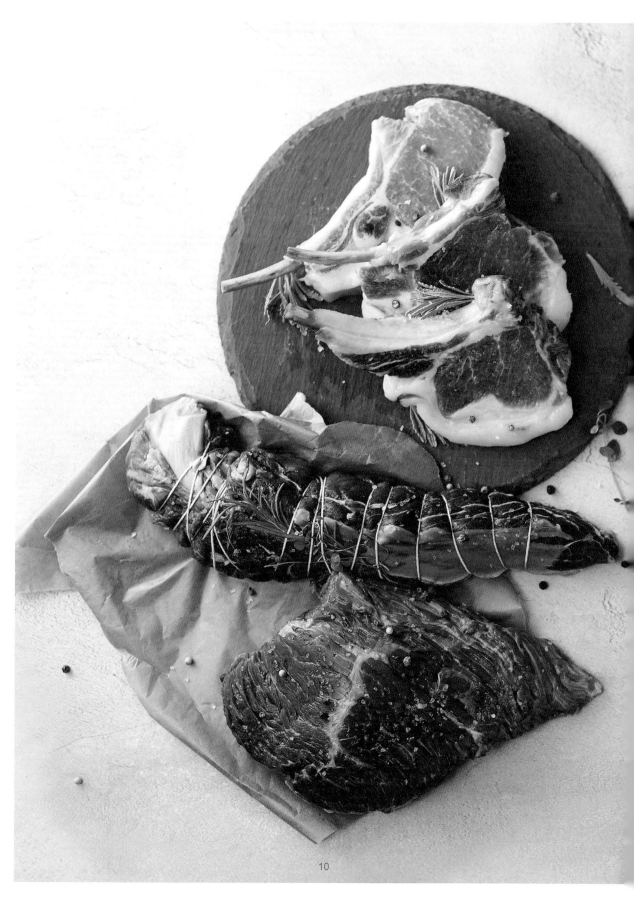

肉類

牛肉

牛肉的顏色要帶有鮮紅色光澤為佳，脂肪的顏色不能為黃色，顏色越白才代表是好的牛肉。前胸肉、腹脅肉、牛腱的脂肪較少，屬於較有嚼勁的部位，適合用來做成湯料理；里肌肉較為柔軟且清爽，適合做成牛排；腰內肉為脂肪少的部位，適合做成牛排或是燒烤。通常購買時會選好一大塊，再要求店家幫忙分切，會比已經切好販售的肉質來得新鮮。

豬肉

含有豐富優質的蛋白質與維他命，脂肪如果為白中帶粉紅色，並且有潤澤度與彈性，就是新鮮的豬肉。加入大蒜和蔥一起料理，更有助於維他命B1的吸收；將一塊奇異果或鳳梨，放在豬肉較韌的部位，經過約半天的時間熟成再料理，肉質就會變得更加軟嫩。買來的豬肉，先用廚房紙巾吸乾滲出的血水，再包好冷藏，就更能保持新鮮。

梅花肉（肩胛肉）的脂肪與瘦肉分布適中且肉質軟嫩，常烤來吃或是做成白切肉；里肌肉有豐富蛋白質，常用來做成炸豬排、滷肉、糖醋肉等；腰內肉是最軟嫩的部位，加上脂肪含量沒那麼多，長時間加熱也不會變柴，會做成炸豬排、糖醋肉等；韓國人最喜歡的三層肉，則是脂肪和肉相間，味道香甜；後腿肉的運動量少且脂肪少，常用來做成辣炒豬肉或是烤肉。

雞肉

高蛋白、低卡路里的代表食物。韓國從古時候開始，到了夏季為了恢復體力，就會煮蔘雞湯來吃，而西方則是煮雞湯來治療感冒。和其他肉類相比價格較為便宜，是很受歡迎的食材。新鮮的雞肉會呈現淡粉紅色，大腿肉為紅色且有光澤，挑選時，請選擇有彈性且雞皮和雞肉不分離的為佳。雖然容易消化且對於胃的負擔較小，但是和土雞相比，養殖雞的脂肪要高出三倍之多。請去除雞皮內黃色的脂肪後再使用，由於容易腐敗，建議購買後盡快食用。

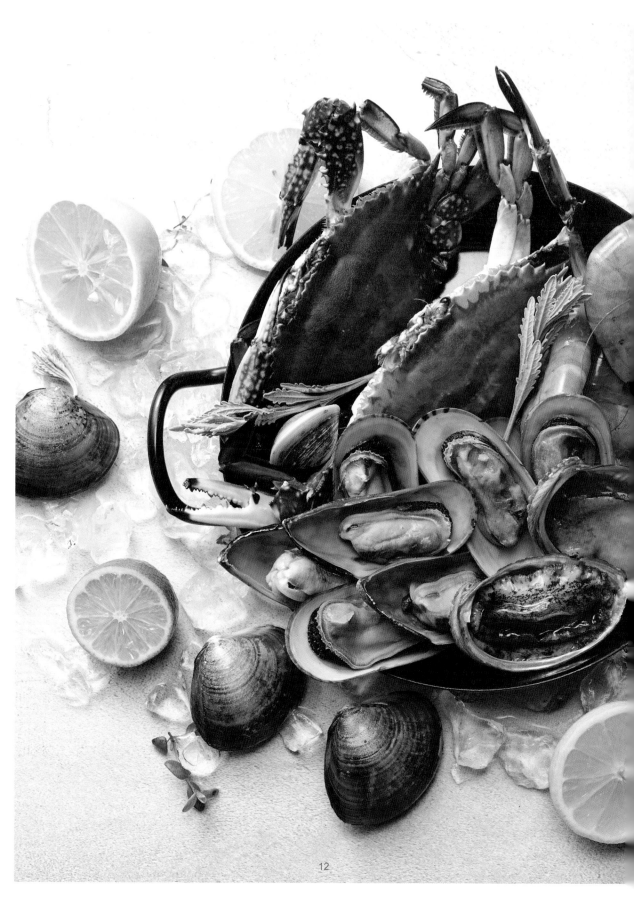

海鮮

魚類

挑選魚類時，最重要的就是新鮮度。活蹦亂跳的魚才算最新鮮，但如果買的不是活魚，就要挑選聞起來不能有噁心的味道、魚眼睛要清澈、整體肉質摸起來帶有彈性的為佳。切塊的魚，要看剖面是否光滑，不會鬆鬆軟軟的才是新鮮的魚。購買之後，最好馬上進行處理，不要到處觸壓魚身，而是要抓住頭或眼睛下方。處理魚的砧板先用水沾濕，再用抹布將水擦掉後再使用。

魷魚

新鮮的魷魚肉質為透明且有光澤，顏色為深褐色，且時間越久會轉成白色。由於內臟很快就會腐壞，最好盡快烹調食用。做成炸物時，由於炸油容易濺出，最好先將皮剝除。具有加熱太久肉質會變韌的特性，請先切花並在短時間內烹調完畢。魷魚以短時間內迅速煮熟為佳，而章魚則是適合用小火慢慢煮熟。

螃蟹

螃蟹以母花蟹的肉較多且鮮美。母蟹的腹甲為圓圓的菱形，而公蟹則為尖尖的三角形，秋天的公蟹由於已經交配結束，肚子清空就沒有蟹膏可吃，挑選時請特別注意。如果大小相同，重量較重的則代表蟹膏或蟹黃比較飽滿，能吃的部分比較多。

貝類

為了讓貝類吐沙，要先在流動的水中，用兩手將貝類搓揉清洗乾淨，接著泡入和海水相同比例的鹽水中，再將大碗用黑色塑膠袋蓋好，五小時後，用流水沖洗乾淨即可。

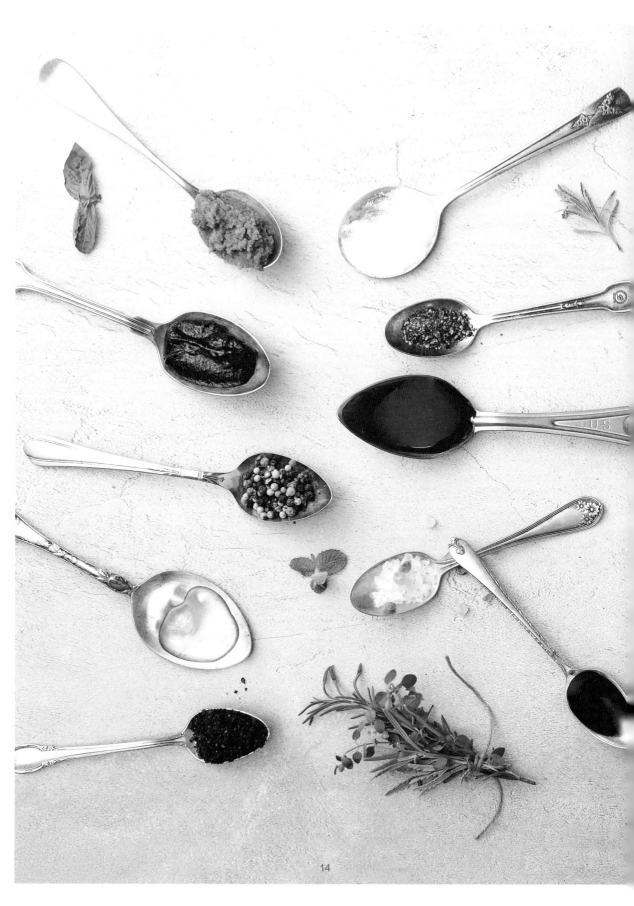

調味料

鹽

鹽是為了維持生命必需的元素，更是料理時絕對少不了的調味料之一。鹽有防腐的作用，可以防止食物腐敗，讓食材定型凝結，還能讓甜味更加明顯。挑選時，最好購買含有豐富礦物質成分的海鹽。將海水蒸發製成的海鹽，能供給我們透過飲食所要攝取的礦物質，因此非常有益。

砂糖

做料理時，不僅能增加甜味，還能讓食物更有光澤，有助於維持食品的顏色。果醬或醬菜中加入砂糖來製作，可以保存色澤又不易腐壞，可以延長保存期限。

醬油

醬油大致上可分為濃醬油與湯用醬油。湯用醬油主要用在煮湯或是涼拌青菜，能提升食材的風味並增添鮮味。濃醬油的味道較濃且偏甜，由於比較耐煮，常用來燉煮或是熱炒。

辣椒醬

將黃豆的香味、糯米與粳米的甜味、辣椒粉的辣味調和而成的韓國傳統醬料。辣椒中含有的辣椒素成分，以能預防感冒或各種疾病而聞名。幾乎所有需要辣味的料理，都能夠使用辣椒醬。購買市售的辣椒醬時，由於有不少是使用進口小麥製成，請留意材料成分再挑選。

大醬（韓式味噌）

在用黃豆製成的豆醬餅中，加入醬油、豆醬粉等，再發酵製成的香濃逸品。由於原料中有黃豆，含有大量植物性蛋白質，有助於腦部發育。此外，大醬在發酵過程中產生的酵素，有助於血液循環，能幫助消化，假使有便祕的症狀，可將少許大醬溶於熱水中拌開來飲用。

蜂蜜

料理時，加入蜂蜜來替代砂糖，不只會讓食物更有光澤，還能豐富甜味，讓料理的風味變得更好。冷藏保存的話，可能會有凝固的情形，建議將蓋子鎖緊，放置室溫下保存較佳。

糖稀（飴糖、糖漿）

用穀物製成的天然調味料，據說以前的書生在唸書前，會先吃一兩匙的糖稀。大腦需要氧氣與葡萄糖時，由於糖稀為果糖成分，會在短時間內轉化為葡萄糖，有助於提高記憶力。也可以用來代替砂糖。

辣椒粉

辣椒粉中含有能釋放出辣味的辣椒素，由於能延緩維他命氧化，具有抗癌效果，還可使血管健康、預防血管疾病。製作醬料時，為了避免辣椒粉浮起，建議先加入醬油中拌好。

胡椒粉

帶有獨特的香氣與味道，具有促進食慾的功效。將胡椒粒直接磨碎使用，能讓食物的風味更佳。一般常見的黑胡椒粉，多會用於牛排或沙拉；而白胡椒粉則是用於白色的醬汁或魚類料理。烹調肉類時，稍微撒上胡椒粉，就能消除肉的腥味。

食材計量

各食譜的分量是以2～3人份為基準。在本書中，為了做出準確的味道，會使用量杯（200ml）和量匙，建議大家料理時依照食譜使用適合的計量工具較佳。
書中刊載的材料圖可用來確認材料或估計的分量，不過調味料可依個人口味調整，就無一一列出。

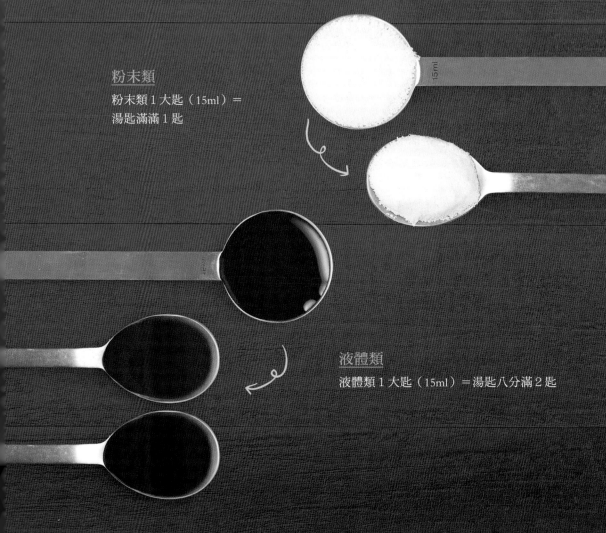

粉末類
粉末類1大匙（15ml）＝
湯匙滿滿1匙

液體類
液體類1大匙（15ml）＝湯匙八分滿2匙

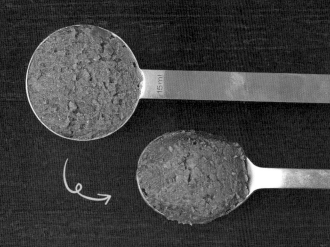

醬料類

醬類

1 大匙（15ml）＝
湯匙滿滿 1 匙

蔬菜類

細蔥 6 根：約50g
洋蔥半顆：約85g
蘿蔔（約 2 段指節長的厚度）：約200g
胡蘿蔔半根：約100g
花椰菜 1 朵：約160g
地瓜 1 條：約180g

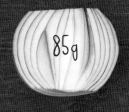

50g

85g

200g

160g

100g

180g

熬煮鍋物料理高湯

製作湯鍋或火鍋時，不管使用什麼樣的材料，都有個共通點，就是湯底要美味才會有好味道。魚類、海鮮湯鍋或是肉湯等，由於食材本身會釋出鮮味，就無需另外熬煮湯底；但像是大醬湯鍋或火鍋等料理，就要準備熬煮適合該料理的湯底，才能讓味道更有層次。因此，湯料理的基礎，就是從製作能釋放鮮味的高湯開始。熟悉最具代表性的熬煮高湯方法後，就能製作出帶有鮮甜風味的湯料理。

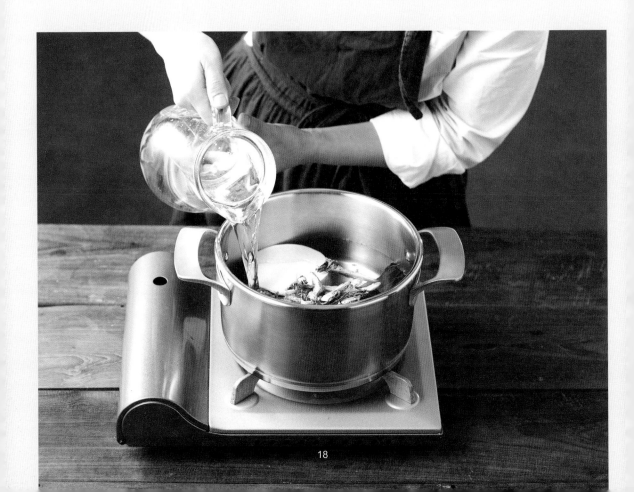

快速熬煮鯷魚昆布高湯

想要有清香爽口的湯底時，使用鯷魚高湯會比牛肉高湯要更好，像是用大醬或辣椒醬拌開煮的湯或是湯鍋等，都很適合。有時會將鯷魚和昆布一起加入熬煮，再用酒、醬油調味，常用來做成清淡的火鍋湯底，特別能增添日式肉類火鍋的風味。高湯用的鯷魚外觀稍大且扁平，整體為淡淡的顏色，且以淡青色帶有光澤的為佳。此外，熬煮越久，並不代表湯底就一定會變濃，反而可能會變得苦澀。

材料
高湯用鯷魚50g、蘿蔔200g、昆布25×10cm 1片、胡椒粒少許、水2L

作法
1 將2L的水倒入壓力鍋中，一次將材料全部放入，以中火熬煮。
2 當洩壓閥升起時便關火。

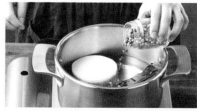 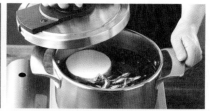

TIP：先將鯷魚的內臟去除就不會有苦味。

【 保存高湯 】
為了節省料理時間，將事先做好的高湯裝入保鮮袋中，寫上名稱後，攤平放好冷凍，不只可以節省空間，還能便於保存得更久。

【 增添高湯風味的材料 】
① 蘿蔔：可以增添爽口的味道，像是海鮮湯、魚板料理、清湯等，想要呈現爽口風味時，請切大塊後放入。
② 香菇：能提升鮮味，請放入處理過的冷凍香菇，或是半匙乾燥的香菇粉。

牛肉高湯

牛肉高湯一般來說和任何料理都很搭配,像是年糕湯或醬牛肉蘿蔔湯之類的清湯,而大醬湯鍋也會用牛肉高湯來代替鯷魚高湯,讓味道更加濃郁。要熬煮大量的高湯時,用牛腩或牛腱較適當;熬煮少量時,則是將帶有少許油脂的里肌切小塊並翻炒一下,再倒入水來熬煮。用一大塊肉來煮高湯時,要先泡冷水以去除血水,才不會有腥味。

材料
牛腩或牛腱、蔥、整顆大蒜、水2L

作法
1 將牛腩或牛腱泡入冷水1～2小時,以去除血水。
2 將牛肉放入鍋中,倒入水後,放入蔥和整顆大蒜熬煮。
3 將浮出來的泡沫撈除。
4 當肉煮熟變軟時,將肉撈起,再用包好棉布的篩子將高湯過濾乾淨。

昆布高湯

昆布高湯爽口且味道鮮甜,適合用在清湯的湯鍋或火鍋。選購時,厚一點且帶有黑色色澤,表面覆蓋著白色粉末,會比薄的昆布來得好。

材料
厚的昆布、水適量

作法
1 將昆布稍微泡一下冷水再煮。
2 倒入水後放入昆布熬煮,煮5～10分鐘即可。

TIP:時間充裕時,不用將水煮滾,直接將昆布放入適合的密封容器中,倒入水後,放入冰箱冷藏保存再使用,這樣約可重複使用三次。

柴魚高湯

鰹魚曬乾後就長得像木塊一樣，再用刨刀之類的工具切成薄片來使用。雖然不易取得、加上價格昂貴，無法經常使用，但熬出的湯底比鯷魚要來得清澈且爽口。適合做成日式的清湯。

材料
昆布2片、柴魚片1把、水2L

作法
1 將水倒入鍋中，放入昆布。
2 水煮滾一次後，將昆布撈出並關火。
3 關火後，放入柴魚片，浸泡10分鐘後，用包好棉布的篩子過濾再使用。

乾明太魚頭高湯

乾明太魚頭是熬煮香濃湯底的材料首選。含有豐富的礦物質與維他命，以有助肝臟解毒的效果而知名。想要煮出乾明太魚濃郁的味道，又不會產生腥味，在熬煮前要先炒過。乾明太魚頭高湯除了適合鮮明太魚湯鍋、凍明太魚湯鍋、黃豆芽湯、泡菜湯、解酒湯、鱈魚湯、辣燉鮟鱇魚等，還可加入燉魚中，味道會更深厚。市場或乾貨商會另外販賣乾明太魚頭，購入後請裝入保鮮袋中冷凍保存。

材料
乾明太魚頭2個、昆布10×10cm 2片、大蔥1段、水2L

作法
1 將乾明太魚頭用流水沖洗。
2 鍋中放入乾明太魚頭、昆布、蔥，再倒入水煮滾。
3 當水快要煮滾時，將昆布撈出，留下大蔥和乾明太魚頭多煮5分鐘，再用篩子過濾。

炊煮美味的
釜飯

雖然電子飯鍋使用的頻率較高，但煮出來的味道絕對和釜飯無法相比，只要好好炊煮釜飯，即使沒有配菜也能吃得很盡興。熟悉電子飯鍋的人，或許會覺得釜飯有難度，但只要充分地悶煮，接著讓水分完全蒸發，再仔細拌勻，就能煮出粒粒分明、不沾黏的美味釜飯。請挑戰看看炊煮美味的釜飯吧！

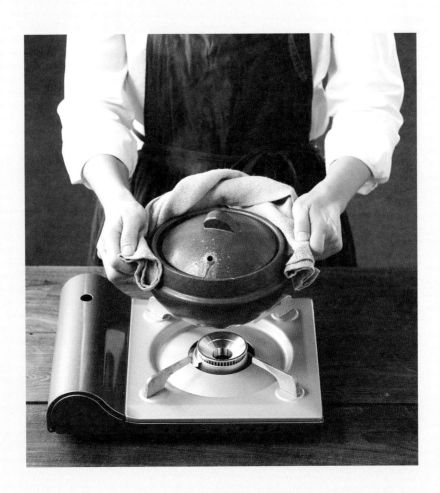

用砂鍋煮飯

材料
米2杯
水2.5杯

準備

1 將米放入碗中，倒入水後馬上將水倒掉。由於第一次倒入的水，會快速被米吸收，並產生米糠的味道，最好馬上倒掉。
2 再次倒入水，為了不讓米碎掉或出現破損，請輕輕地搓洗，並要多次更換乾淨的水來清洗，直到不會再出現白色的水為止。
3 泡水約30分鐘後，過篩瀝乾水分。

作法

1 將米放入鍋中，並倒入水。
2 蓋上鍋蓋，用中火至中強火來加熱。
3 如果溢出來的話，將鍋蓋打開再蓋上。每打開一次鍋蓋，就要翻攪一下白飯，底下才不會沾黏或燒焦。
4 當水變少時，將火轉小煮約10分鐘。記住，從現在開始不要將鍋蓋打開。
5 關火，鍋蓋繼續蓋上，悶蒸約10分鐘。水蒸氣會透過圓頂狀的鍋蓋在整個鍋內循環，在悶蒸時水分會進入飯中，使飯粒變熟且有彈性。
6 為了不讓飯粒結成團，要輕輕翻動，直到多餘水分都蒸發為止。

用鑄鐵鍋煮糙米飯

材料
糙米2杯
水3杯

準備

1 將米放入碗中，更換2～3次的清水，一邊攪拌一邊將表面的髒汙洗淨。
2 倒入多一點的水，浸泡1小時以上。
3 過篩瀝乾水分。

作法

1 將泡過的糙米放入鍋中，並倒入水。
2 蓋上鍋蓋，以中火煮滾至水變少，稍微有泡沫浮起時，將火轉小煮20～25分鐘。
3 關火，鍋蓋繼續蓋上，悶蒸約10分鐘。
4 一邊翻動讓水分蒸發。

糙米是指完整保留胚芽，製成精米前的米，帶有淺褐色色澤，營養價值比白米來得高且有嚼勁。喜歡柔軟口感的話，要用比中火還小的火開始加熱，煮滾後，改用小火煮30分鐘左右，再關火靜置15分鐘即可。

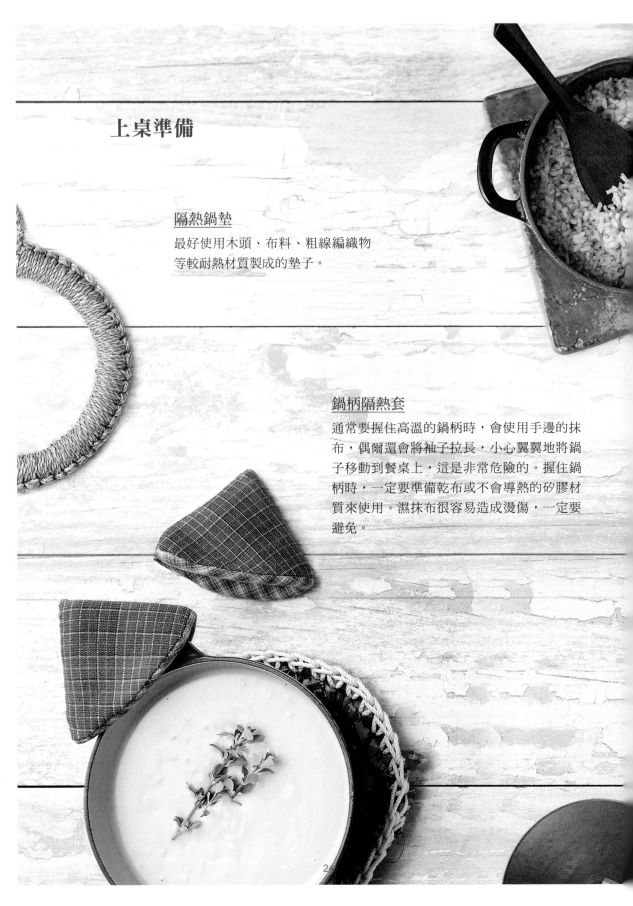

上桌準備

隔熱鍋墊
最好使用木頭、布料、粗線編織物
等較耐熱材質製成的墊子。

鍋柄隔熱套
通常要握住高溫的鍋柄時,會使用手邊的抹
布,偶爾還會將袖子拉長,小心翼翼地將鍋
子移動到餐桌上,這是非常危險的。握住鍋
柄時,一定要準備乾布或不會導熱的矽膠材
質來使用。濕抹布很容易造成燙傷,一定要
避免。

24

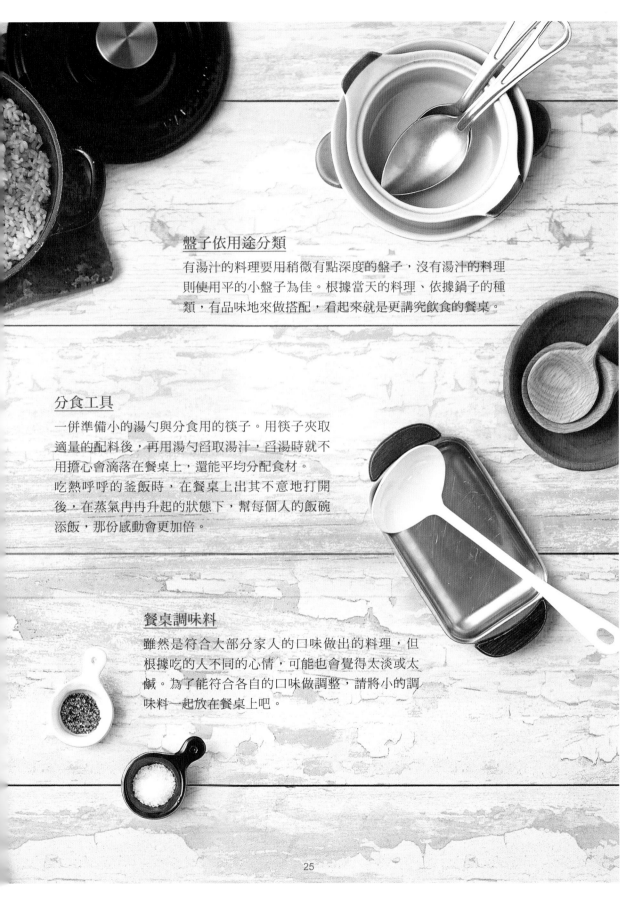

盤子依用途分類

有湯汁的料理要用稍微有點深度的盤子，沒有湯汁的料理則使用平的小盤子為佳。根據當天的料理、依據鍋子的種類，有品味地來做搭配，看起來就是更講究飲食的餐桌。

分食工具

一併準備小的湯勺與分食用的筷子。用筷子夾取適量的配料後，再用湯勺舀取湯汁，舀湯時就不用擔心會滴落在餐桌上，還能平均分配食材。
吃熱呼呼的釜飯時，在餐桌上出其不意地打開後，在蒸氣冉冉升起的狀態下，幫每個人的飯碗添飯，那份感動會更加倍。

餐桌調味料

雖然是符合大部分家人的口味做出的料理，但根據吃的人不同的心情，可能也會覺得太淡或太鹹。為了能符合各自的口味做調整，請將小的調味料一起放在餐桌上吧。

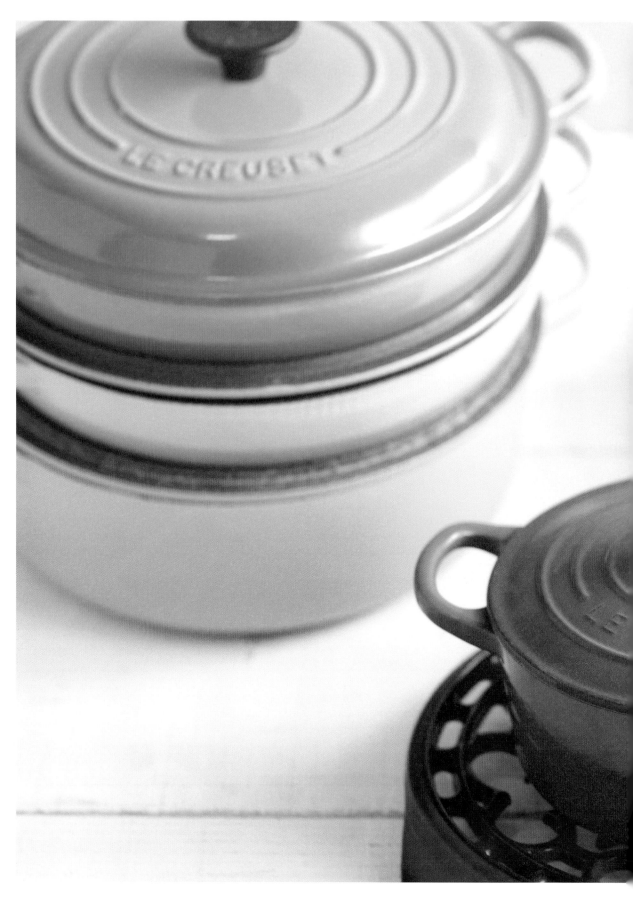

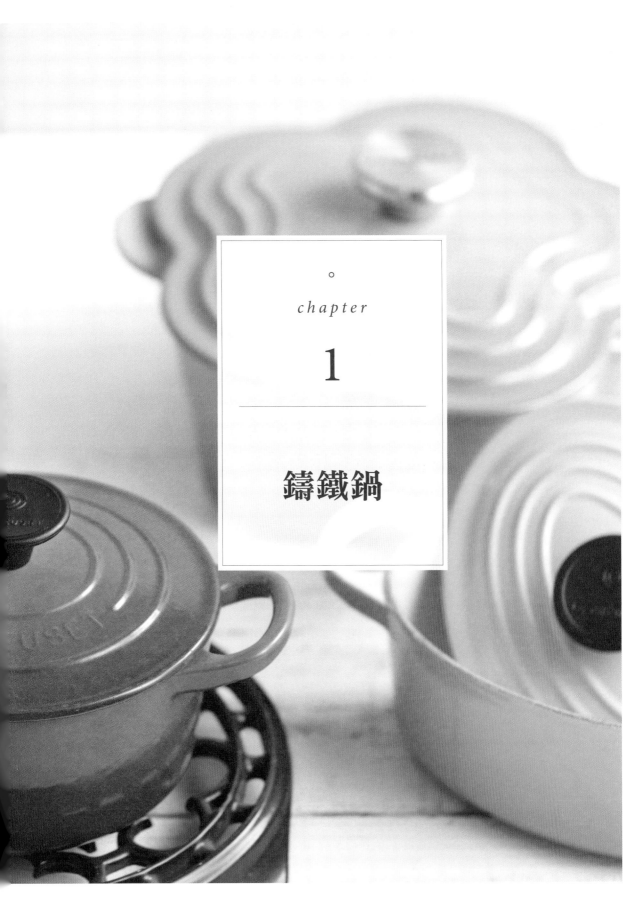

chapter

1

鑄鐵鍋

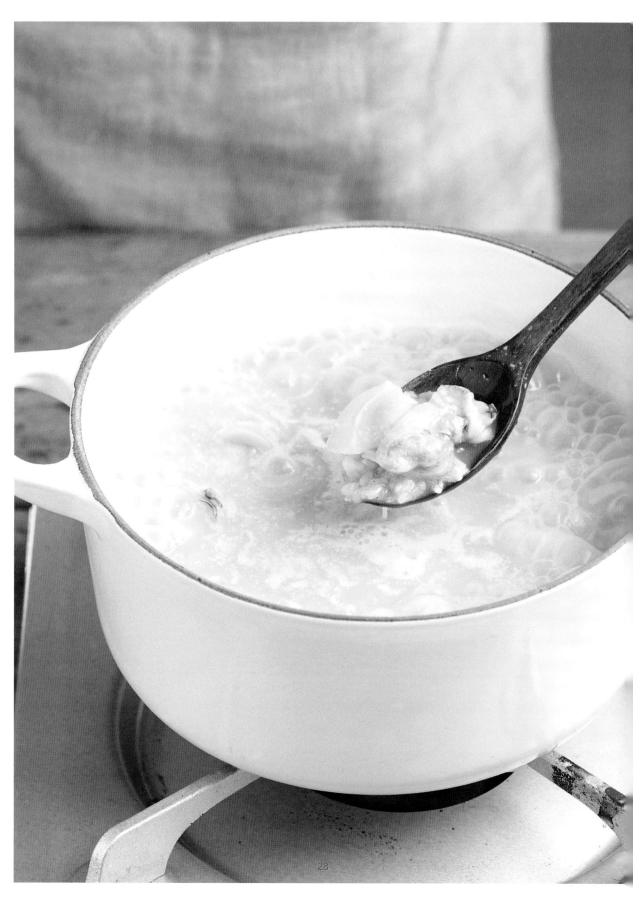

有著不容忽視的存在感
沉穩可靠的廚房隊友

鑄鐵鍋

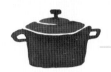

因為好看的造型，會讓人至少想擁有一個。一放到餐桌上，自然而然地就將餐桌妝點得很有氣氛。鑄鐵鍋有一定的分量，特別的是連鍋蓋也不輕，烹調時，從蔬菜中蒸發出來的水蒸氣不會滲透到外面，而是均勻滴落在鍋子內部，可維持食材的原味不流失，能保留水分，完整呈現本身的甜味或口感，還能減少調味料或油脂類的用量。

鑄鐵鍋的特色是熱傳導率高，雖然剛開始將鍋子燒熱要花較多時間，但熱傳導的時間迅速，且能均勻地傳導至食材，使食材均勻熟透。加上有優秀的保溫效果，製作像是燉菜、白切肉、宮廷料理等需要長時間熬煮的菜色時，便能縮短時間，並可減少食材營養的流失。採用中火或小火烹煮即可，關火後，再用餘熱來烹調就很足夠。

烹調結束後，將鍋子泡水，泡過水後，就無需用力刷洗。如果食物黏鍋的情況嚴重，可倒入熱水並蓋上鍋蓋，浸泡一段時間後，再用柔軟的菜瓜布輕擦，就能清洗乾淨。假使黏鍋不容易脫落，絕對不能用鋼刷用力刷洗，萬一燒焦的情形比較嚴重，可將小蘇打與洗碗精以1：1的比例混合，塗抹於燒焦部位後，再輕輕擦掉即可。

鑄鐵鍋烹調過後，滴入一滴油，再均勻塗抹在鍋子表面，不僅可以防止生鏽，還能延長鍋子的壽命。

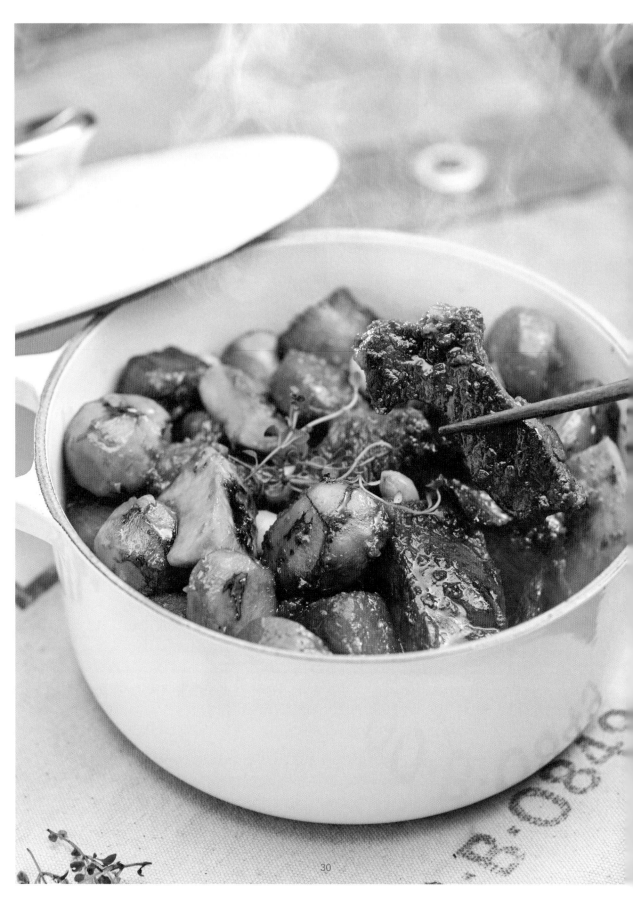

紅燒紅棗泥漬牛板腱肉

將牛肉中幾乎算是最高級的部位——板腱肉，做成軟嫩的紅燒料
理。這是一道在特別的日子中，格外受到矚目的料理。由於口感軟
嫩，不僅適合長輩，也很受到孩子的歡迎。加入了紅棗泥，完美融
合了紅棗的風味與甜味，更提升了料理的豐富層次。

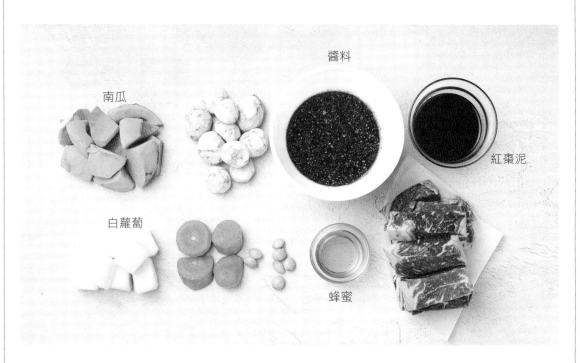

醬料
南瓜
紅棗泥
白蘿蔔
蜂蜜

食材

板腱肉 400g	紅蘿蔔 100g
小南瓜 1/2顆	食用油 適量
栗子 10顆	蜂蜜、芝麻油 各少許
銀杏 5顆	胡椒粉 少許
白蘿蔔 50g	

醬料

醬油 5大匙	清酒 2大匙
蜂蜜 2大匙	蒜泥 2大匙
梨子汁 1杯	芝麻油 1大匙
紅酒 1大匙	胡椒粉 少許
紅棗泥 3大匙	

紅棗泥

紅棗 30顆
水 3杯

紅棗泥

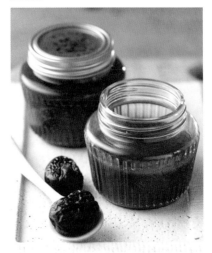

準備

1 製作紅棗泥，將紅棗放入鍋中，倒入水至蓋過紅棗的分量，煮滾到紅棗
   熟透後，將紅棗撈出，把籽挑出來後，連同之前煮的水一起放入攪拌機
   中打碎，將過篩後的液體，用中火慢慢煮至果泥狀。

2 將紅棗泥依照分量與醬料混合。

3 準備好一大塊板腱肉，切成約5公分長的大塊，用紅酒和胡椒粉醃製20
   分左右。

4 紅蘿蔔、白蘿蔔、南瓜切成適口大小，並稍微修整邊角；栗子和銀杏去
   殼備用。

紅棗泥在預防感冒或提高免疫力方面，都有出色的效果。一次做好分量後，裝入密
閉容器中，放入冰箱冷凍保存。做韓式八寶飯或肉類料理時，減少砂糖的分量，改
加入紅棗泥，就能感受到料理更深沉的風味。

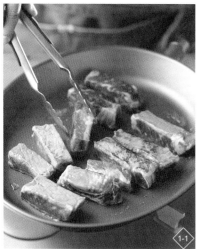 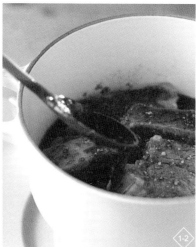 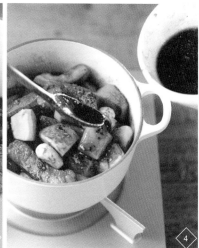

作法

<u>1</u> 平底鍋加熱後，淋上少許食用油，放上去除好水分的板腱肉，迅速地將表面煎烤過（圖1-1）。將表面烤好的牛肉放入湯鍋中，倒入醬料至蓋過肉的分量，醃製30分鐘（圖1-2）。

<u>2</u> 在烤過牛肉的平底鍋中，放入蔬菜以大火煎烤5分鐘，再轉中火烤至焦黃為止。

<u>3</u> 將蔬菜和其餘的醬料加入醃好的牛肉中，以中火燉煮。

<u>4</u> 待醬料均勻滲入食材中，淋上蜂蜜和芝麻油，轉成大火，一邊用勺子快速攪拌食材，關火（圖4）。

當湯汁快要收乾時，加入蜂蜜和芝麻油，再暫時轉成大火，目的是讓光澤油亮，醬料收乾入味。

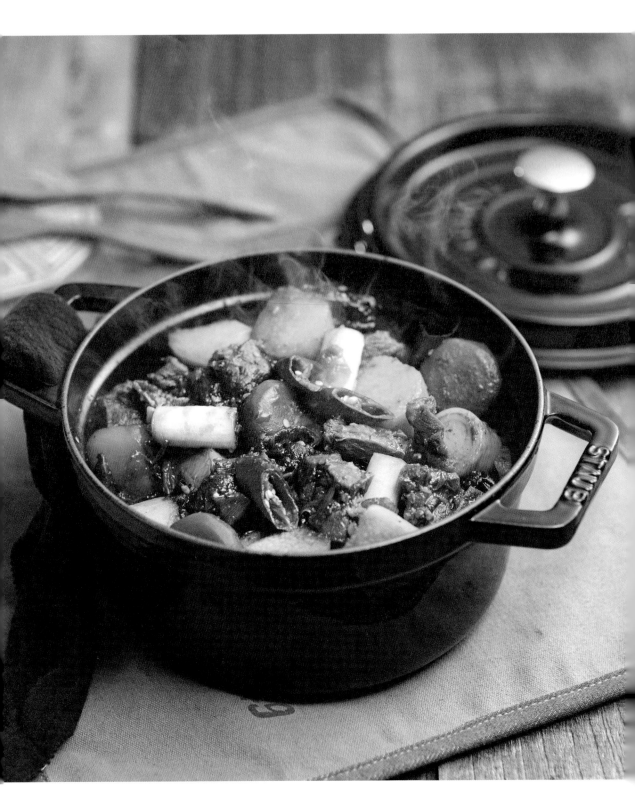

燉山藥牛大花腱

將有嚼勁的大花腱部位，試著做成軟嫩又Q彈的燉肉。由於是幾乎沒有脂肪的部位，能夠補充蛋白質，帶來清爽又美味的料理。加入黏滑中又帶有清脆口感的山藥，不僅能提高營養價值，看起來更是高級的鍋物料理。

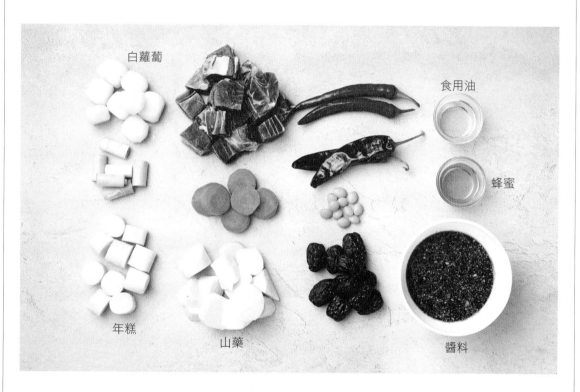

白蘿蔔　食用油　蜂蜜

年糕　山藥　醬料

食材

大花腱 500g	乾辣椒 2根	食用油 少許
山藥 200g	紅蘿蔔 1/3棵	蜂蜜 1大匙
年糕 50g	白蘿蔔 1/3根	
紅棗 10顆	紅辣椒 2根	
銀杏 10顆	大蔥 1根	

醬料

醬油 5大匙	胡椒粉 1小匙
梨子汁 5大匙	芝麻油 2大匙
砂糖 2大匙	
清酒 2大匙	
蒜泥 2大匙	

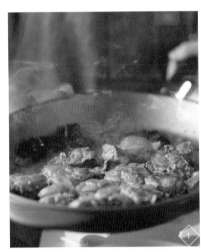 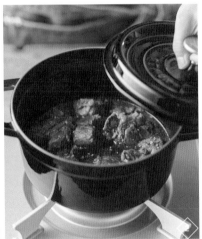

準備

1 將大花腱切成5立方公分大小,泡水30分鐘以去除血水。醬料的材料依照分量拌勻備用。

2 紅蘿蔔和白蘿蔔切成和栗子差不多大小,並將邊角修圓;山藥去皮並切成相同大小;年糕切成2公分長。

3 將紅棗外皮擦拭乾淨並去殼,銀杏放入淋好油的平底鍋中,煸炒並將殼去除。

4 乾辣椒及紅辣椒切斜片,大蔥切成2～3公分長。

將蔬菜的邊角修圓,是因為材料的邊角如果相互碰撞碎裂,料理就會變得混雜不美觀。做燉煮料理時,稍微下點功夫,將蔬菜食材邊角修圓會更好。

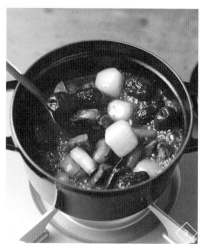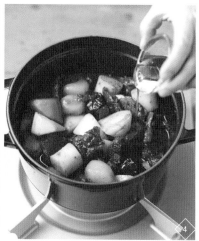

作法

1 在大火熱好的平底鍋中,淋上食用油,放入乾辣椒翻炒出辣辣的香氣後,放入去除好水分的牛肉,將表面煎得焦黃(圖1)。

2 將牛肉放入鍋中,倒入醬料至蓋過肉的分量,蓋上鍋蓋,先用大火快煮,再轉成中火煮50分鐘(圖2)。

3 待牛肉稍微煮熟時,放入紅蘿蔔、大蔥、白蘿蔔,連同剩餘的醬料一起加入,中間不時要用勺子輕輕翻攪,用小火悶煮20分鐘(圖3)。

4 最後加入年糕與山藥,一邊翻攪使所有材料都入味後,轉成大火並加入蜂蜜,約1分鐘左右煮出光澤後,關火(圖4)。

5 放上大蔥與紅辣椒裝飾。

翻攪時使用的勺子,最好以木頭或矽膠製品為佳。

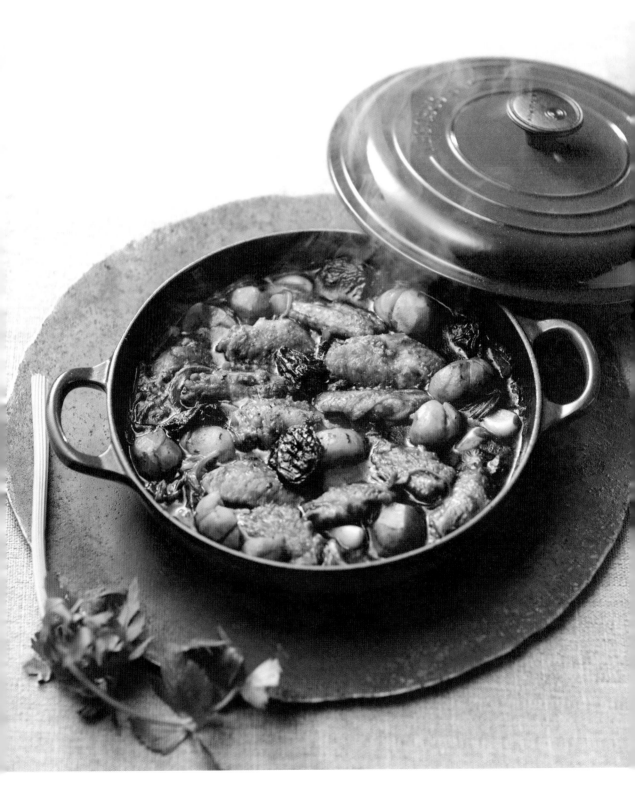

紅酒燉雞翅

將紅酒加入雞肉和蔬菜中燉煮而成的法式雞肉料理——Coq au Vin，
改用簡單的材料來試做看看。與骨頭分離的軟嫩雞肉，加上鬆軟香
甜的栗子，共譜和諧的滋味。

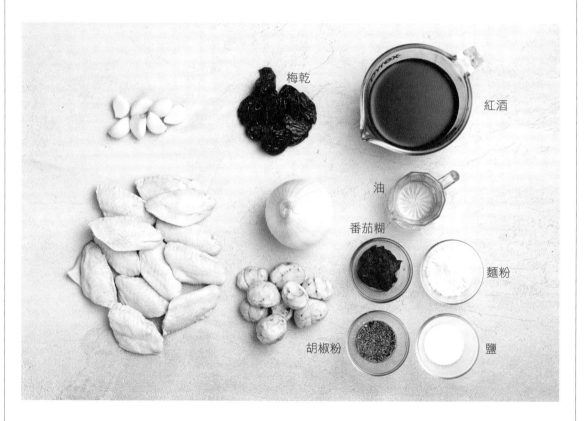

梅乾　紅酒　油　番茄糊　麵粉　胡椒粉　鹽

食材

雞翅 8隻	洋蔥 1顆
紅酒 1.5杯	大蒜 7瓣
番茄糊 1大匙	水 1.5杯
梅乾 8個	油 1大匙
栗子12 顆	鹽、胡椒粉 各少許

雞翅醬料

鹽 1/3小匙
麵粉 少許
胡椒粉 少許

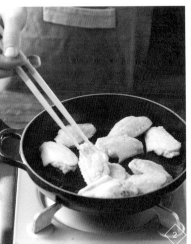 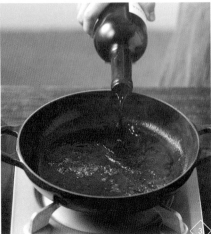 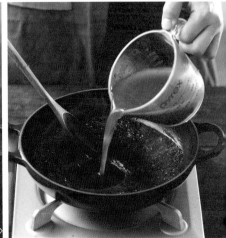

準備

1 雞翅用鹽、胡椒粉調味後，醃製30分鐘。

2 將栗子去殼。

3 將洋蔥切絲，並充分拌炒至變成褐色為止。

作法

1　將雞翅沾上麵粉。

2　熱好的平底鍋中，淋上橄欖油，將沾上麵粉的雞翅放入，以中火將雞翅的表面煎烤至適當熟度（圖2），盛盤備用。

3　倒入紅酒，刮著鍋底一邊攪拌，鍋蓋不用蓋上，用中火熬煮至紅酒收乾剩一半為止（圖3）。

4　倒入水和番茄糊（圖4-1），放入雞翅、栗子、大蒜和梅乾，接著蓋上鍋蓋，以小火煮10分鐘（圖4-2）。

5　打開鍋蓋，轉成中火，再放入炒好的洋蔥一邊攪拌，燉煮至湯汁剩下1/3為止（圖5）。

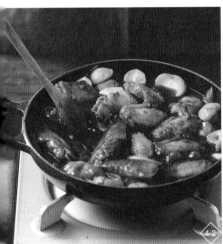 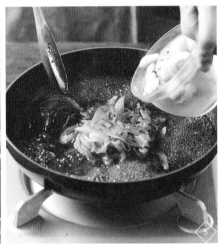

燉煮肉類時，要先將肉和油放入鍋中，讓油充分滲入後再開火，才不會黏鍋。

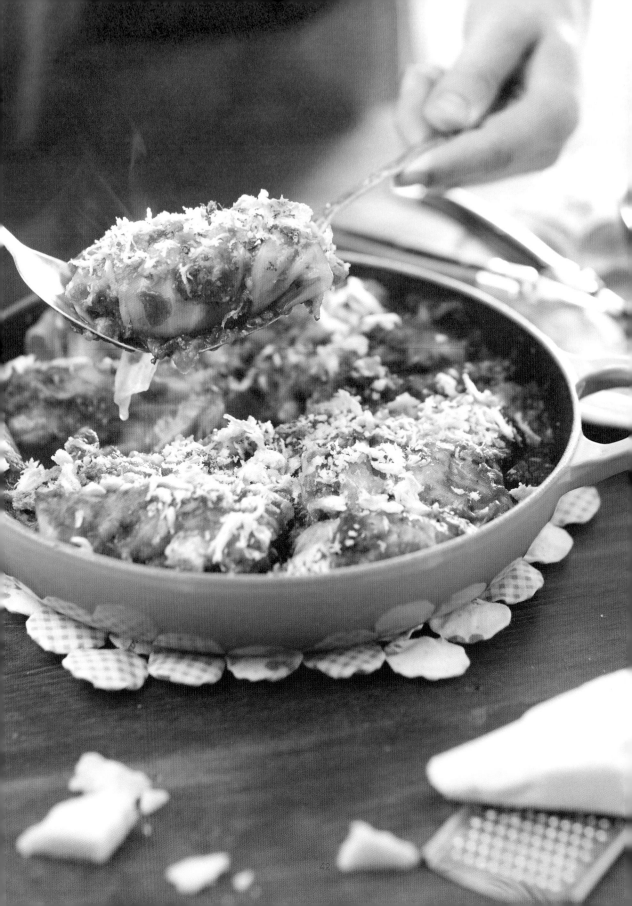

烤牛絞肉高麗菜卷

將牛絞肉包入汆燙好的高麗菜中，再放入烤箱烤的高麗菜卷。從切開的斷面流出的肉汁，能提升風味，搭配炊好的飯一起品嘗，沒有比這更美好的滋味了。和煮得黏度適中的米飯一起端上桌，就是完美的一餐。

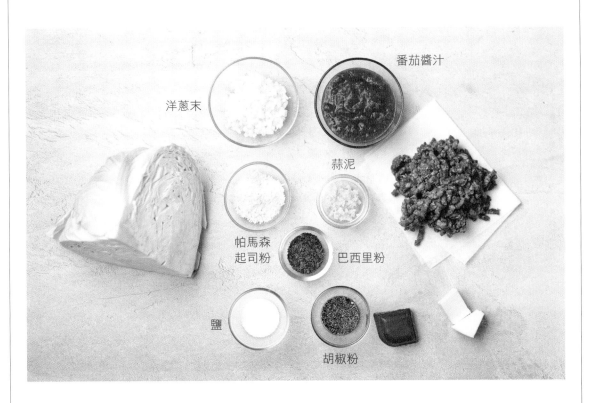

洋蔥末　　番茄醬汁　　蒜泥　　帕馬森起司粉　　巴西里粉　　鹽　　胡椒粉

食材

牛絞肉 300g	番茄醬汁 1杯	奶油 20g
高麗菜 1/2顆	巴西里粉 1大匙	食用油 適量
洋蔥 1顆	帕馬森起司粉 5大匙	鹽、胡椒粉 各少許
咖哩塊 1塊	蒜泥 2大匙	

準備

<u>1</u> 在大鍋中將水煮沸,把高麗菜葉一片片放入汆燙,再放入冷水中冷卻
後,用廚房紙巾擦乾水分。

<u>2</u> 將洋蔥和大蒜切碎。

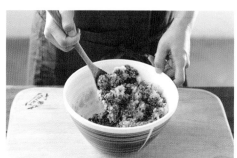

[高麗菜的捲法]

捲高麗菜時,為了更容易進行,可將厚莖的部分削掉。將小片葉子的莖朝向自己的方向,放上肉丸,將左右兩邊折起,再整個捲起來。大片的葉子則要一邊像拉平皺紋一樣,一邊做成圓筒狀包起來。

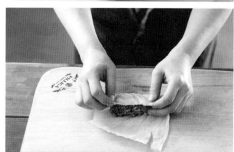

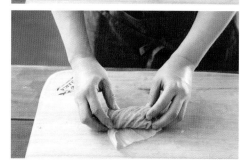

作法

1 開小火，放入奶油、大蒜、洋蔥，拌炒成褐色後，移入碗中冷卻。

2 將牛絞肉放入步驟1的碗中，加入巴西里粉，用勺子輕輕拌勻，並加入鹽和胡椒粉調味。將材料充分抓拌好後，分成6等分的肉丸。

3 在汆燙好的高麗菜上，放上肉丸並捲成圓筒狀。

4 鍋子均勻塗上薄薄一層食用油，放入捲好的高麗菜，菜卷的收尾處要朝向鍋底。

5 將番茄醬汁均勻倒在高麗菜卷上（圖5-1），並撒上帕馬森起司粉（圖5-2）。

6 將切成小塊的奶油放在步驟5上，放入以200℃預熱好的烤箱中，烤20〜25分鐘至上色為止。

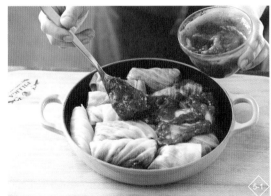 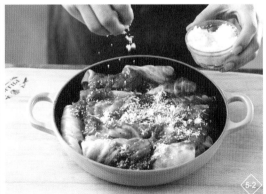

用牙籤在高麗菜卷上戳洞，可以幫助醬汁滲透進去，使醬料均勻入味，會更美味。

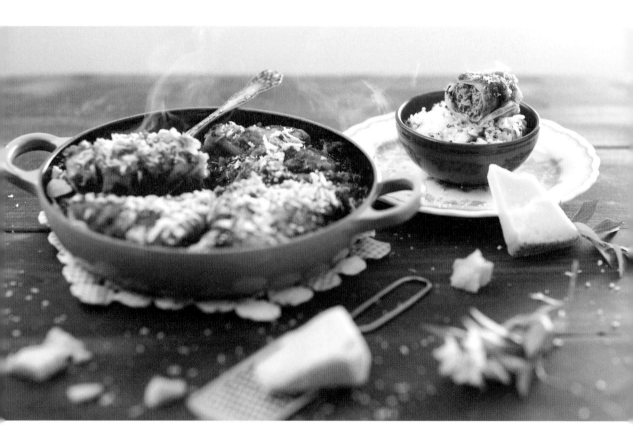

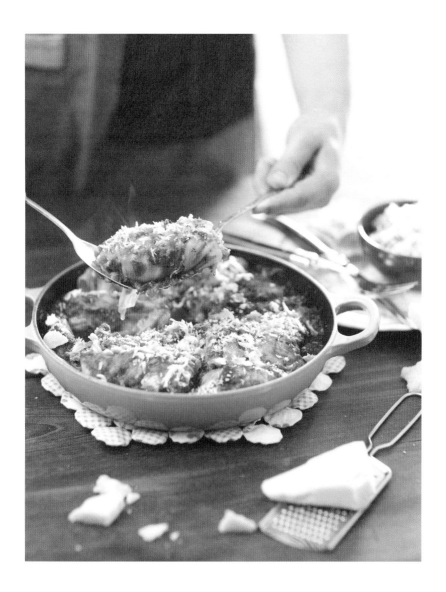

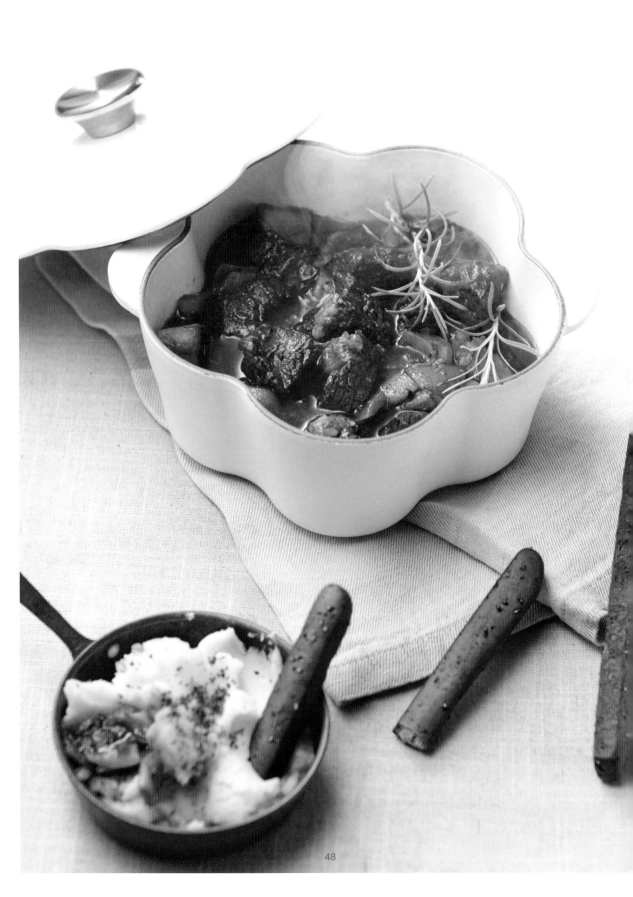

傳統匈牙利燉牛肉

匈牙利傳統的Goulash是有著濃厚風味的牛肉蔬菜燉菜。甜甜辣辣的味道，能夠安撫空虛的胃。這道有豐富配料的湯料理，做好足夠的分量，不僅適合搭配白飯，和烤麵包一起享用也很不錯。

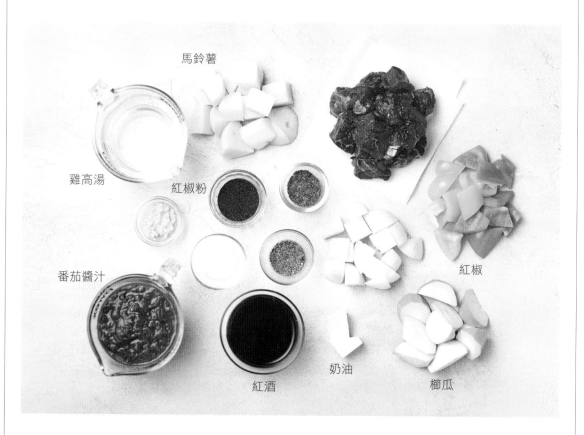

馬鈴薯
雞高湯
紅椒粉
番茄醬汁
紅酒
奶油
櫛瓜
紅椒

食材

牛頸肉 600g	雞高湯 3杯	蒜泥 1大匙
洋蔥 1顆	紅酒 1杯	紅椒粉 1大匙
紅椒 2顆	黃櫛瓜 1/2條	奶油 20g
馬鈴薯 1顆	番茄醬汁 1.5杯	鹽、胡椒粉、巴西里粉 各少許

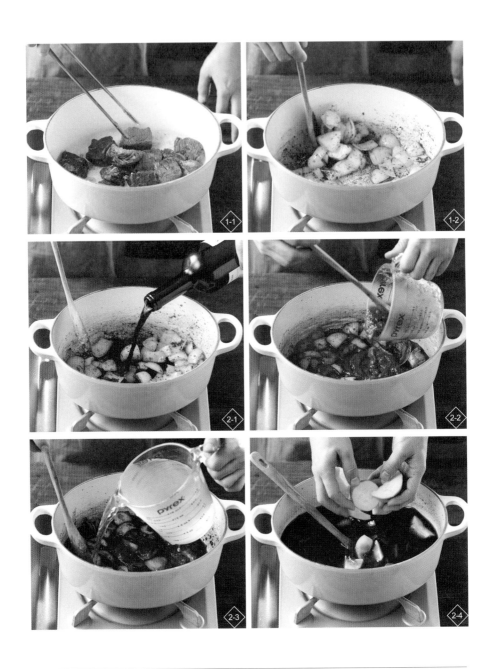

洋蔥要用中小火慢慢炒到變成深麥芽糖色為止，才能完全提出洋蔥本身的甜味與鮮味。

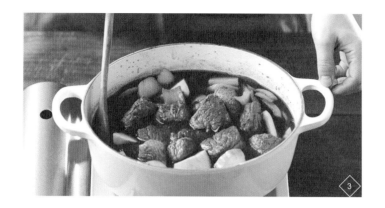

準備

1 將牛肉切成4公分大小的塊狀，撒上鹽和胡椒粉。
2 洋蔥、紅椒、櫛瓜、馬鈴薯切成和牛肉相同大小的塊狀。
3 大蒜切碎。

作法

1 將鍋子燒熱，放入奶油融化後，將牛肉表面煎烤至適當的熟度後取出（圖1-1）。將大蒜和洋蔥放入同個鍋子，以中火炒到變成褐色為止（圖1-2）。

2 將紅酒倒入步驟1中，以中火加熱（圖2-1），放入紅椒粉與番茄醬汁拌炒（圖2-2），再倒入雞高湯（圖2-3）。開始煮滾時，將泡沫撈除，放入蔬菜與牛肉並蓋上鍋蓋（圖2-4），反覆進行3次〈用小火煮20分鐘後關火，靜置20分鐘〉，讓蔬菜完全熟透，使味道完全融合在一起。

3 偶爾攪拌一下，待牛肉變軟時，打開鍋蓋，將湯汁收乾變濃稠後，加入鹽和胡椒粉調味（圖3）。

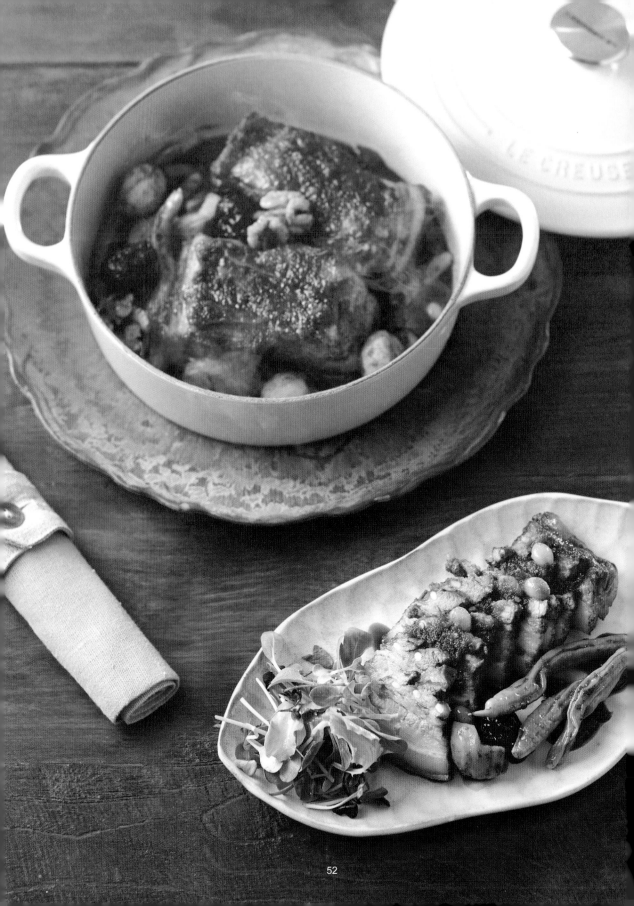

桔梗滷帶皮五花肉

利用含有豐富的皂苷成分，並對氣管及肺有益的桔梗，燉煮出滷帶皮五花肉，不但美味還有益健康。尤其在霧霾嚴重、黃沙來襲的日子，更是適合品嘗的料理。

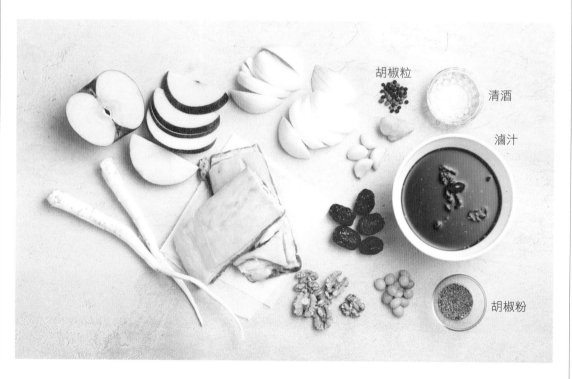

胡椒粒

清酒

滷汁

胡椒粉

食材	醃料	滷汁		香辛料
整塊帶皮五花肉 1kg	清酒 3大題	桔梗糖稀 5大匙	蜂蜜 1大匙	大蒜 4瓣
桔梗 2株	胡椒粉 少許	蘋果 1/2顆	砂糖 2大匙	生薑 40g
蘋果 1顆		梨子 1/2顆	胡椒粉 少許	胡椒粒 1/2大匙
洋蔥 1顆		洋蔥 1/2顆		
紅棗 5顆		醬油 5大匙		
銀杏 10顆		水 1杯		
核桃 5塊		芝麻油 1大匙		

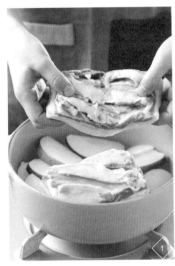 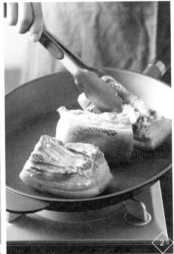 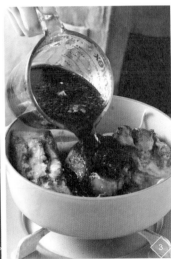

準備

1 準備整塊長的帶皮五花肉，豬皮部位劃上細密的刀紋，均勻撒上清酒和胡椒粉。

2 將桔梗和栗子洗淨，並去掉外皮和殼。

3 洋蔥和蘋果切成大塊。

4 混合滷汁備用。

將煮好的肉放在平底鍋上煎時，稍微施力在劃有刀紋的豬皮部位，一邊輕壓一邊煎，就能煎出酥脆的口感。

作法

1 將洋蔥和蘋果鋪在鍋中,上面擺好豬肉後(圖1),放上香辛料,以大火加熱5分鐘左右,接著轉中火蒸約30分鐘。

2 豬肉蒸熟後,放入用中火熱好的平底鍋,將豬肉表面煎出漂亮的色澤(圖2)。

3 將混合好的滷汁加入鍋中,煮滾後放入煎過的豬肉、桔梗、大蒜和栗子,用中火煮5分鐘(圖3)。

4 中途加入銀杏、桔梗和核桃,轉成小火燉煮30分鐘,將湯汁收乾至快要沒有為止。

5 最後加入蜂蜜和芝麻油。

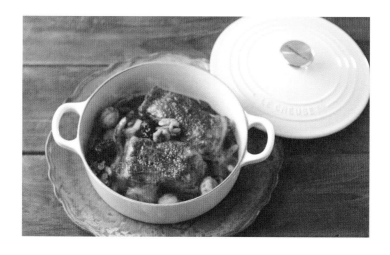

如果出現食物黏鍋的情況,可倒入熱水並蓋上鍋蓋,浸泡一段時間後,接著再用菜瓜布輕拭,就能清洗乾淨。用熱水溶解醬料或油脂後,會比較容易清洗,請不要用力刷洗,避免造成鍋子壽命減短。

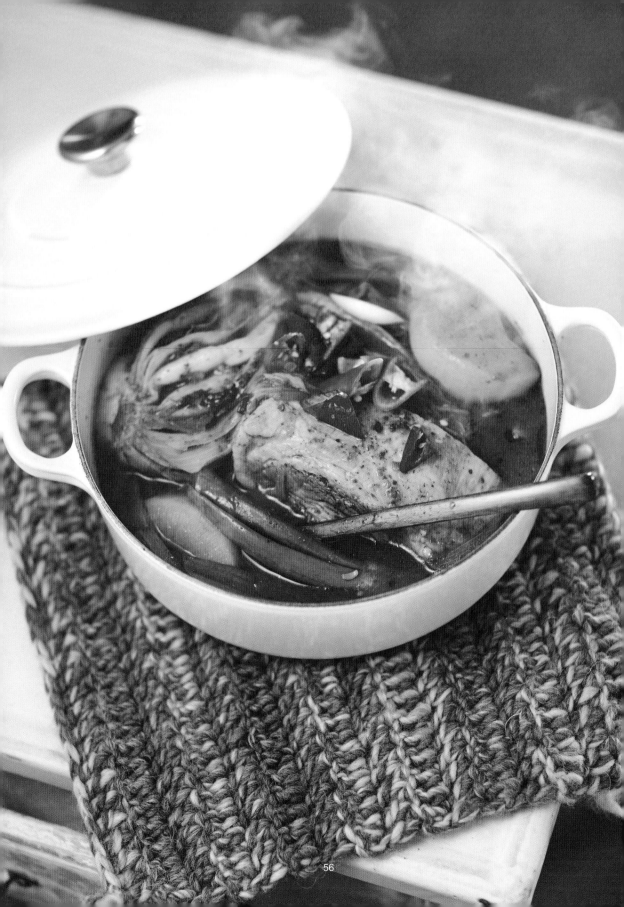

三層肉燉泡菜

有些人可能會覺得三層肉的油脂太多容易膩，不過這道料理或許能改變這樣的想法。加入滿滿的微辣酸泡菜，倒入用鮮美的乾明太魚頭熬煮的高湯，用文火慢慢燉煮的美味燉泡菜！

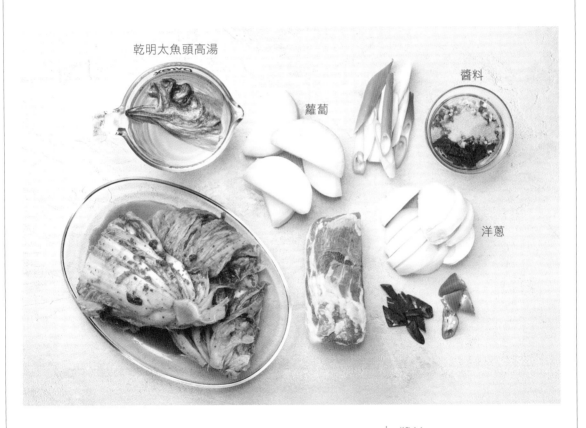

乾明太魚頭高湯
蘿蔔
醬料
洋蔥

食材

整塊三層肉 600g	大蔥 2根
酸泡菜 1/2顆	蘿蔔 1/4棵
乾明太魚頭高湯 適量	青、紅辣椒 各1根
洋蔥 2顆	

醬料

辣椒粉 1大匙	黃砂糖 1大匙
薑末 少許	大醬 3大匙
蝦醬 3大匙	辣椒末 2大匙

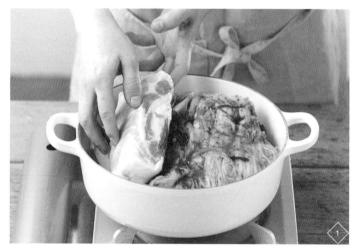

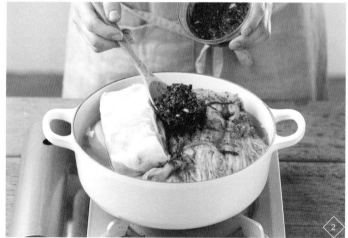

準備

1 蘿蔔切成大塊並稍微修整邊角，辣椒和大蔥切斜片。

2 將泡菜上的調味料撥掉後切半，洋蔥切粗條。

3 準備好醬料。

作法

1 將蘿蔔和洋蔥鋪在鍋中，上面擺上泡菜和整塊三層肉（圖1）。

2 倒入準備好的醬料，加入乾明太魚頭高湯至差不多蓋過食材的分量，用大火煮20分鐘（圖2）。

3 轉成中火並蓋上鍋蓋煮30分鐘。

4 放入大蔥，再轉成小火慢燉約20分鐘。

如果泡菜太酸，用冷水漂洗一次，並將泡菜汁用篩子過濾來調整味道。

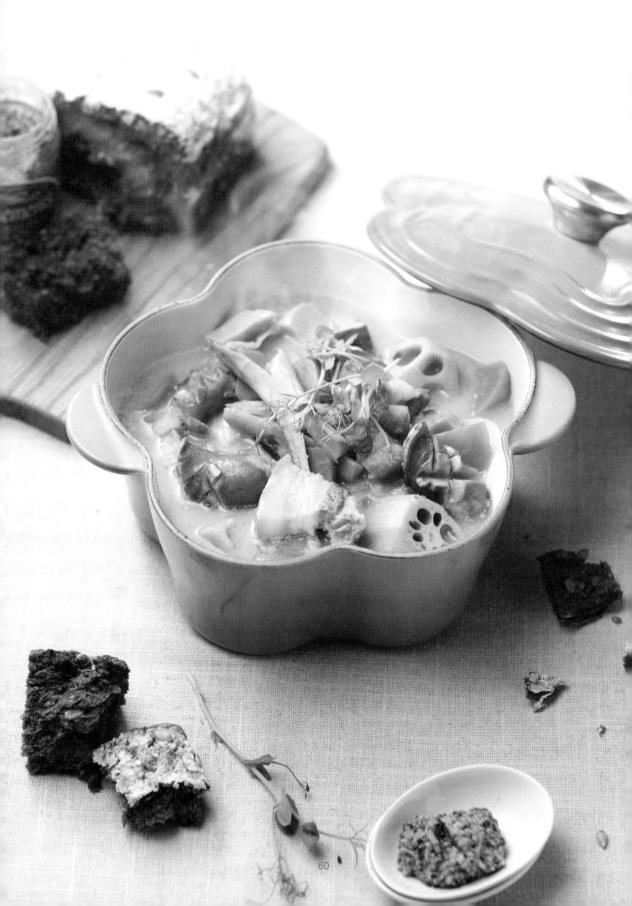

秋季食蔬奶油燉菜

不小心吹到冷風，寒氣襲入體內，好像就會想用食物來補充更多的
脂肪。既不是咖哩也不是濃湯的奶油燉菜，能讓肚子有滿滿的飽足
感，對於亞洲人來說，雖然是有點陌生的味道，但在國外卻是餐桌
上很常見、吃了就會活力充沛的料理。

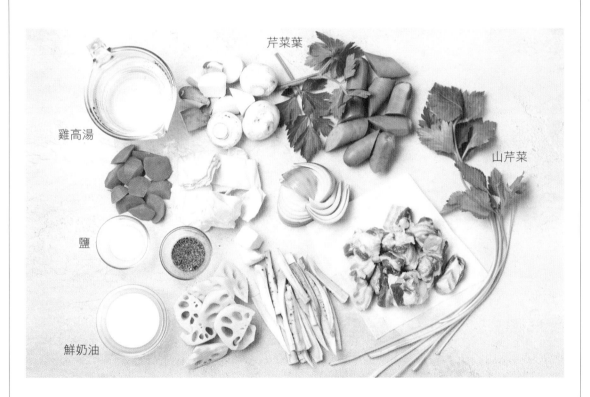

芹菜葉

雞高湯

山芹菜

鹽

鮮奶油

食材

三層肉 200g	牛蒡 1/2根	紫洋蔥 1顆	鮮奶油 200ml
火腿 3條	胡蘿蔔 1/2根	山芹菜 10g	奶油 10g
高麗菜 1/8顆	杏鮑菇 1朵	芹菜葉 2片	鹽、胡椒粉 各少許
蓮藕 1/2根	蘑菇 3朵	雞高湯 3杯	清酒 少許

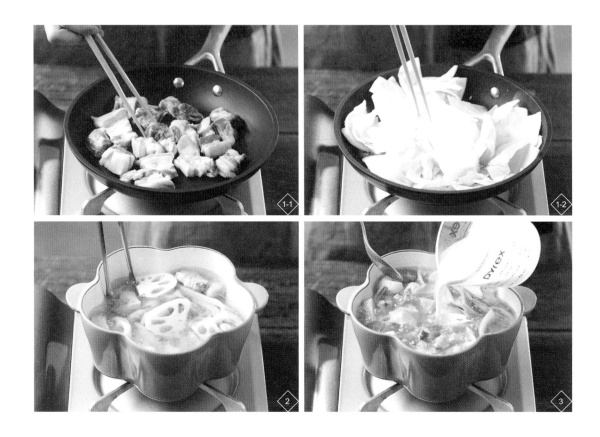

準備

1 將三層肉切成適口大小，放入清酒、鹽和胡椒粉，醃製30分鐘；火腿也切成適口大小。

2 高麗菜、胡蘿蔔、蓮藕、牛蒡、洋蔥、菇類也同樣切成適口大小。

作法

1 在熱好的平底鍋中，放入三層肉拌炒（圖1-1），再放入火腿和高麗菜稍微拌炒一下（圖1-2）。

2 將炒過的三層肉與切好的蔬菜（胡蘿蔔、蓮藕、牛蒡、洋蔥、菇類）放入鍋中，加入雞高湯、鹽、胡椒粉，用大火燉煮（圖2）。

3 當湯汁開始煮滾時，將火轉小，以中小火煮30分鐘。待食材都煮熟時，關火並放入鮮奶油和奶油，最後用胡椒粉調味（圖3）。

4 將山芹菜和芹菜葉放在燉菜上，再搭配芥末，會有更清爽的滋味。

儲存秋季蔬菜

　　11月初天氣開始變涼和乾燥，很適合製作乾燥蔬菜。在冬季來臨前先曬乾做好，整個冬天就能拿來利用。乾燥蔬菜中最具代表性的就是香菇或櫛瓜，能使香菇中的維他命D活性化，更有營養價值。而櫛瓜在完全乾燥之前，如果天氣較陰的話，很容易長黴菌，所以一旦天氣預報是吹冷風，並會有3～4天晴天時，就很適合放到屋頂或陽台曬乾。

　　長在蘿蔔頂端的蘿蔔葉可以直接曬乾，或是用鹽水汆燙後再曬乾；蘿蔔則是切成粗條做成蘿蔔乾，或是切成嬰兒拳頭般大小，曬乾至一半大小後冷凍，加入燉魚乾或湯鍋來品嘗也很不錯。

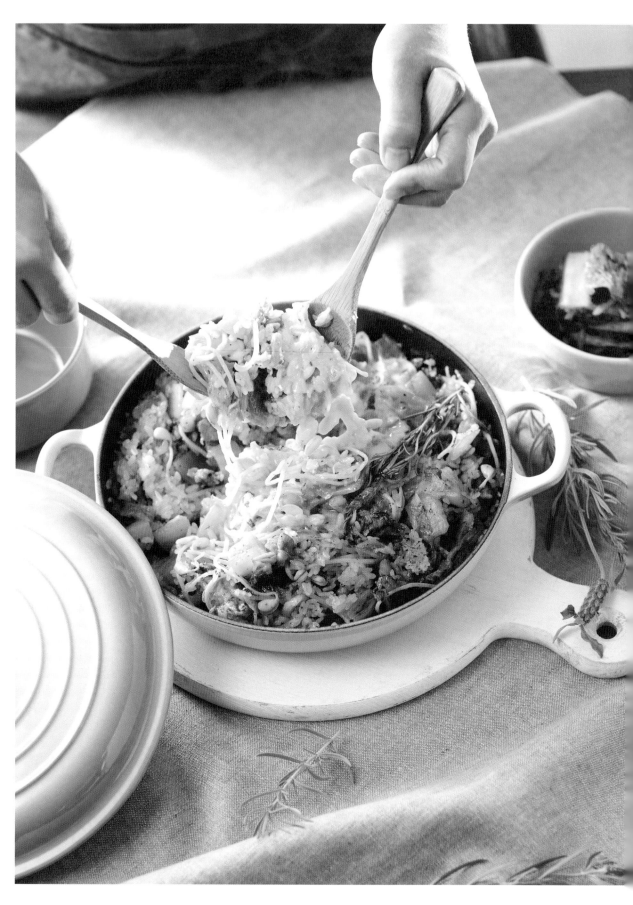

辣味泡菜黃豆芽飯

利用方便取得的食材做成的泡菜黃豆芽飯，做法雖然不難，但如果水量沒有調整好，就很容易搞砸。請利用這裡介紹的食譜，來做看看不失敗的泡菜黃豆芽飯吧。是一道加入許多孩子也會喜歡的蔬菜所做成的飯料理。

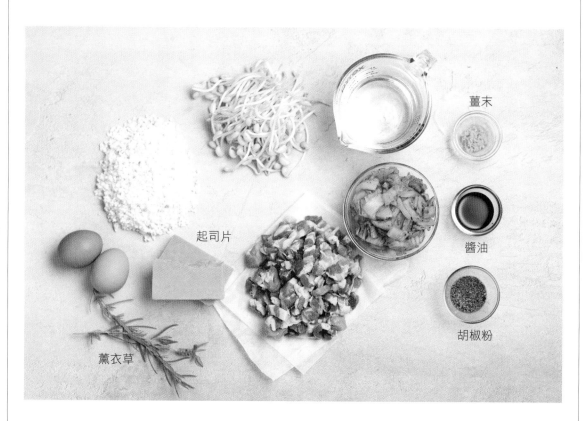

薑末

起司片

醬油

胡椒粉

薰衣草

食材

		醃肉醬料
三層肉 200g	雞蛋 2顆	薑末 1/2小匙
黃豆芽 200g	起司片 1片	醬油 1大匙
切成小片的泡菜 1杯	水 1杯	胡椒粉 少許
米 1杯	薰衣草 1株	

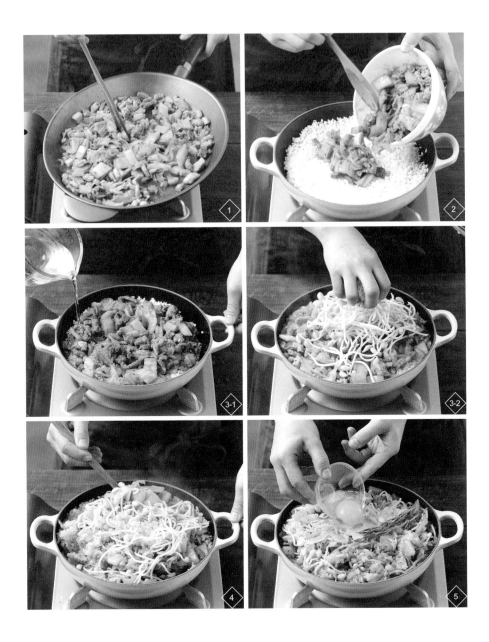

準備

1 將三層肉切丁，加入醬料醃製。
2 熟透的白菜泡菜撥掉上面的調味料，並切成小片後，將水分稍微擰乾。
3 米浸泡約30分鐘後，瀝乾水分；摘掉黃豆芽的尾端。

作法

1 平底鍋中淋上橄欖油，加入豬肉拌炒，再放入切成小片的泡菜稍微拌炒一下（圖1）。
2 將米放入鍋中，加入炒過的豬肉與泡菜（圖2）。
3 倒入水，用大火煮5分鐘左右（圖3-1），再用中小火加熱至水分快要沒有時，放入黃豆芽，轉成小火，像悶蒸一樣來煮熟黃豆芽（圖3-2）。
4 當黃豆芽煮熟呈透明時，關火再稍微悶一下後，用拌勻稍微翻動（圖4）。
5 將打散的雞蛋和起司放在步驟4上（圖5），放入250℃的烤箱焗烤。

在煮飯的過程中，從泡菜和黃豆芽中釋出的大量水分，會讓飯變得濕黏，因此煮黃豆芽飯時，要稍微減少加入的水量。要以沒有泡開的米的分量為基準，加入等量的水即可。

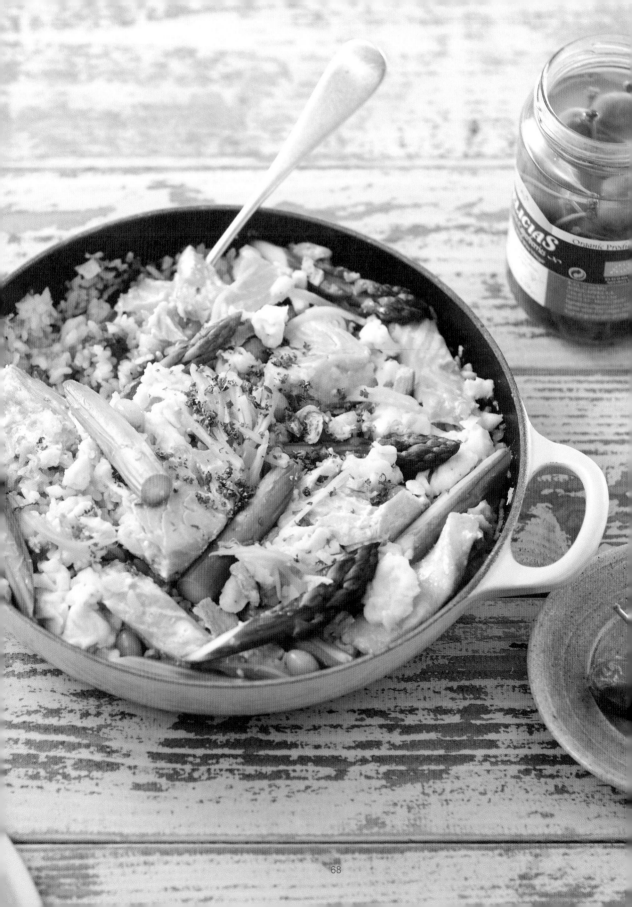

奶油鮭魚鍋巴飯

在放了豐盛食材的平底鍋中，幾雙筷子與湯匙發出喀啦喀啦的聲響，就像拌著美味的石鍋拌飯來吃一樣，是一道又像拌飯又像炒飯，將配料和飯拌勻來吃的飯料理。

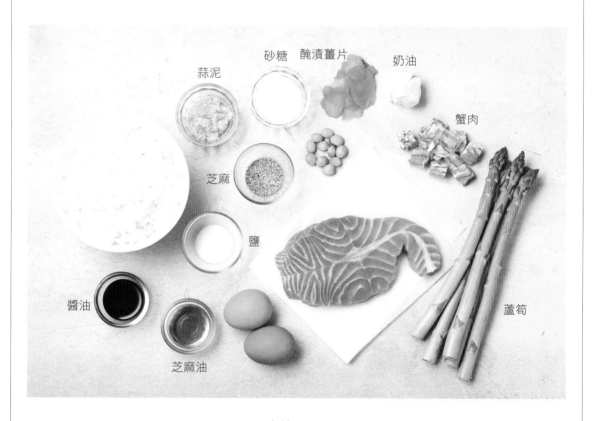

蒜泥　砂糖　醃漬薑片　奶油　蟹肉　芝麻　鹽　醬油　芝麻油　蘆筍

食材

鮭魚 2塊	銀杏 50g	芝麻油 1大匙
白飯 3碗	奶油 20g	醬油 1大匙
蟹肉 100g	醃漬紅薑片 少許	蒜泥 1大匙
雞蛋 2顆	砂糖 2大匙	芝麻 2大匙
蘆筍 20g	鹽 少許	

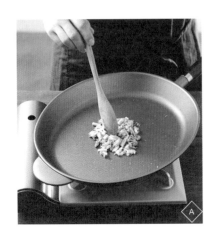

準備

1 將蟹肉順著長度撕開,放在乾鍋上稍微拌炒以去除腥味(圖A)。

2 鮭魚稍微撒上一點鹽。

3 將薑片切細,銀杏放入平底鍋乾炒將殼去除。

4 將蘆筍放入滾水中稍微汆燙,並切成約4公分長。

5 白飯加入芝麻油和醬油混合。

作法

1 將雞蛋打散後,慢慢倒入平底鍋中,一邊用筷子攪拌,做成軟嫩的炒蛋(圖1)。

2 將平底鍋熱鍋後,放入鮭魚煎烤並撕成小塊(圖2)。

3 在燒熱的鍋中,放入奶油融化後,鋪上用芝麻油和醬油拌好的飯,上面擺上鮭魚和其他準備好的食材(圖3)。

4 要擺上餐桌前,將鍋子燒熱,把飯煮至焦黃的程度(圖4)。

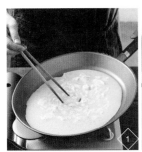
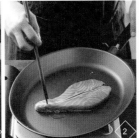
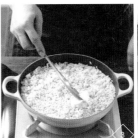
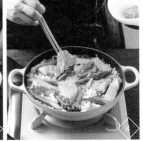

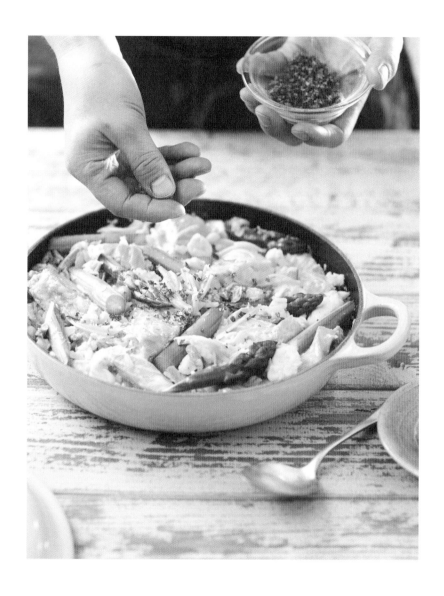

沒有醃漬薑片的話，也可以將泡菜的湯汁擰乾，切成小片再放入。鮭魚直接購買處
理過的燒烤用鮭魚會比較方便。雞蛋中加入鮮奶油，會更滑嫩香濃。

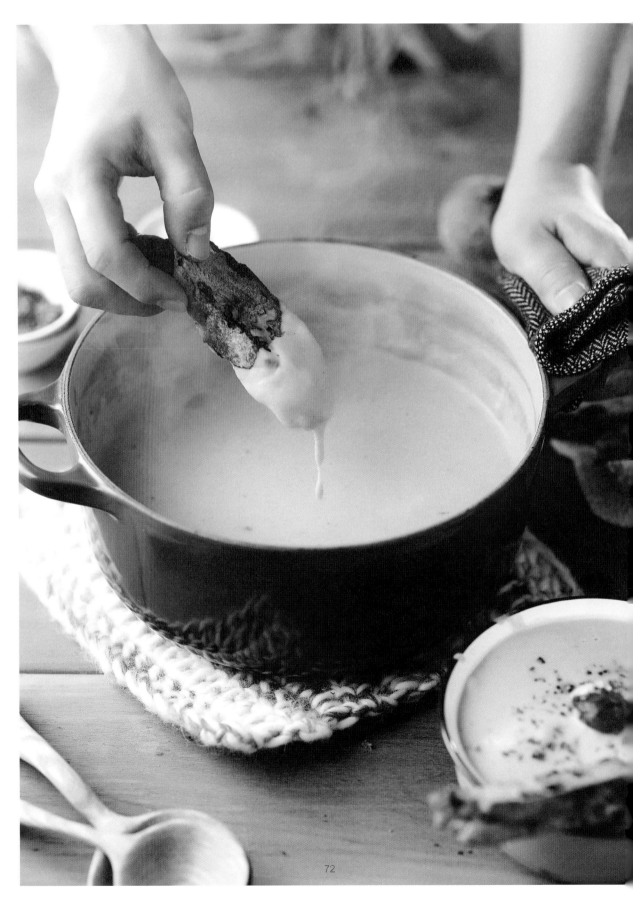

清爽香醇的栗子濃湯

媽媽懷我時做的胎夢，據說就是夢到閃閃發光的栗子。不知道是否因為如此，我特別喜歡栗子。自古以來每到秋天，媽媽都會說孩子們鼓起來肉肉的臉頰，是被餵了煮栗子的緣故，那可愛的臉頰有個美好的名字，叫做「栗子肉」。像秋日的陽光一般閃耀著的栗子，悉心地處理過後，做成家人都會喜愛的濃湯吧。餐桌上滿溢的栗子香氣，讓心情也跟著暖和起來。

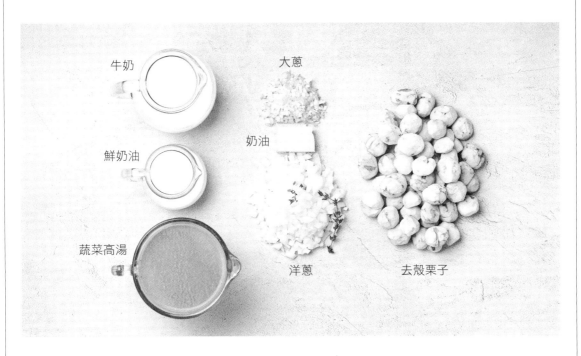

牛奶　　大蔥　　奶油　　鮮奶油　　蔬菜高湯　　洋蔥　　去殼栗子

食材		蔬菜高湯	
去殼栗子 450g	牛奶 1/2杯	水 1L	洋蔥 1顆
洋蔥 1顆	鮮奶油 1/2杯	芹菜 1段	大蔥蔥白部分 1段
大蔥蔥白部分 1段	蔬菜高湯 3杯	胡蘿蔔 1/2根	
奶油 15g	鹽、胡椒粉 各少許		

準備

<u>1</u> 將栗子連同內果皮一起剝除乾淨，洋蔥和蔥切末。

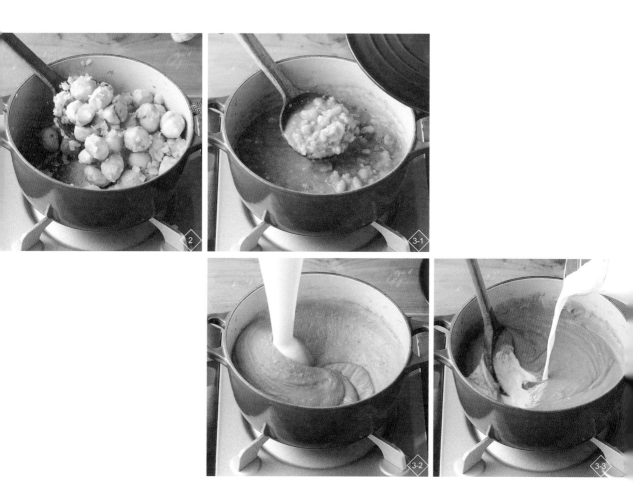

栗子雖然看起來都很類似，但據說栽種的品種超過100種以上。最有名的「玉光」，顏色較深且果肉飽滿，並帶有光澤，可以算是最上品。山栗大多為撿拾而來，要先泡半天的淡鹽水後，再放到陽光下曬乾，放入泡菜專用冰箱保存，這樣整個冬天就能品嘗到沒有蟲子的栗子了。

作法

<u>1</u> 先用中火加熱鍋子，加入奶油與葡萄籽油，將洋蔥與蔥炒成褐色。

<u>2</u> 放入生栗子一起拌炒約15分鐘（圖2），倒入量好分量的蔬菜高湯，蓋上鍋蓋，以中火煮30分鐘，到栗子全熟為止。中間要不時攪拌。

<u>3</u> 如果用勺子可以將栗子壓碎，就代表已煮熟（圖3-1）。關火稍微冷卻後，用攪拌機打成糊狀，再加入鮮奶油和牛奶，用小火煮滾一次，同時一邊攪拌（圖3-2）（圖3-3）。

<u>4</u> 依個人喜好加入鹽和胡椒粉調味後再品嘗。

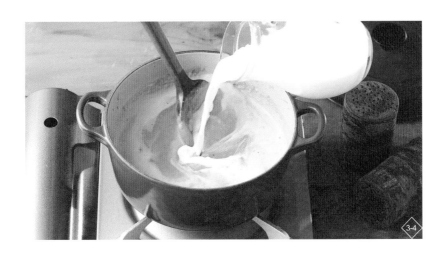

用攪拌機打成糊狀的栗子，稍微冷卻後，趁還溫熱時裝入密封容器中，放入冷凍室保存。要吃的時候，解凍後只要加入牛奶和鮮奶油再煮滾，就能方便品嘗。

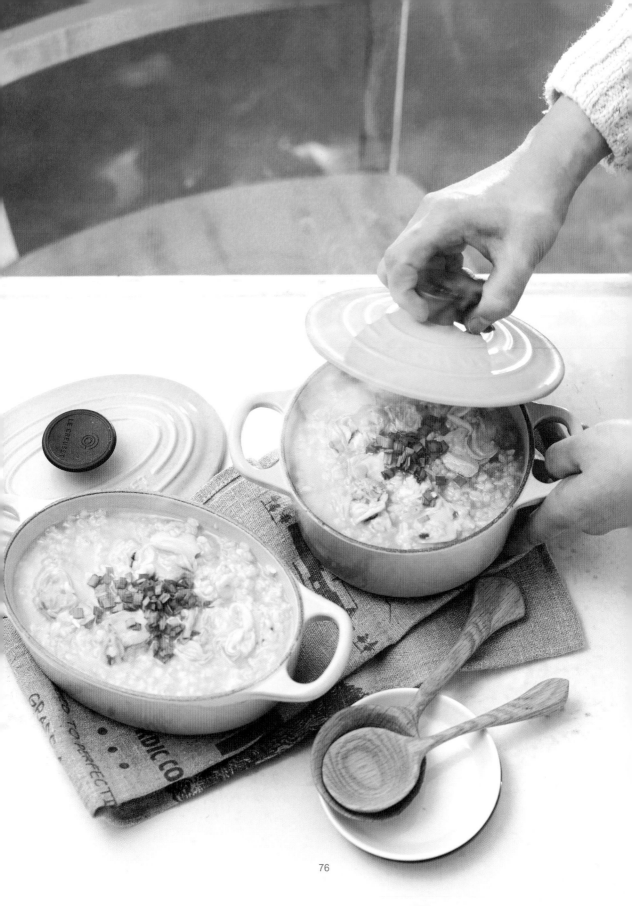

文蛤糙米粥

連名字都很美麗的文蛤，雖然在蛤蜊中屬於價格較為昂貴的一種，
但品嘗到軟嫩且帶有甜味的肉質，以及清爽的乳白湯頭後，就能理
解一分錢一分貨的道理。將有益身體的糙米用文蛤湯頭燉煮，做成
溫和又鮮甜的粥品。

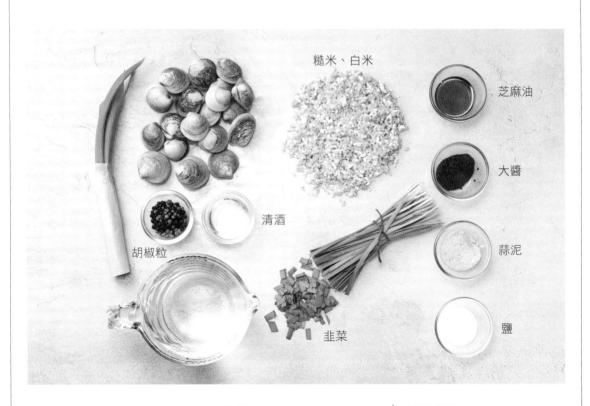

糙米、白米

芝麻油

大醬

清酒

胡椒粒

蒜泥

鹽

韭菜

食材		蛤蜊高湯	
糙米 1/2杯	大醬 1小匙	帶殼文蛤 400g	清酒 少許
白米 2大匙	韭菜 2株	水 3杯	
芝麻油 1大匙	鹽 少許	胡椒粒 少許	
蒜泥 1小匙		大蔥 1段	

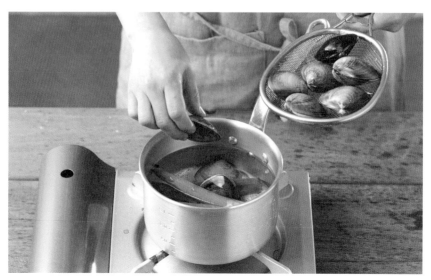

製作蛤蜊高湯

準備

1 將糙米和白米泡水約1小時。

2 吐過沙的文蛤清洗乾淨,放入用胡椒粒、大蔥、清酒煮的滾水中煮熟。

3 待文蛤開口後,將文蛤撈起並將蛤肉取出,蛤蜊高湯用篩子過濾雜質。

由於文蛤是在沙子較多的海邊捕獲,雖然不難吐沙,但從市場購入後,最好再吐一次沙較為安全。讓蛤蜊吐沙時,要在浸泡的水中加入2大匙左右的鹽,並蓋上黑色塑膠袋,靜置約5小時,就能簡單完成吐沙。

粥通常會加入泡開的米5倍的水或高湯來煮。

作法

<u>1</u> 先用中火加熱鍋子，淋上芝麻油，將泡過的米瀝乾水分後加
入，和蒜泥一起拌炒（圖1-1），再分次加入蛤蜊高湯和水共3
大杯，一般攪拌一邊煮，注意不要讓米燒焦（圖1-2）。

<u>2</u> 當米變透明發脹時，加入大醬拌開（圖2-1），放入事先取出
的文蛤肉，用小火慢慢燉煮（圖2-2）。

<u>3</u> 放入切細的韭菜拌勻再品嘗。

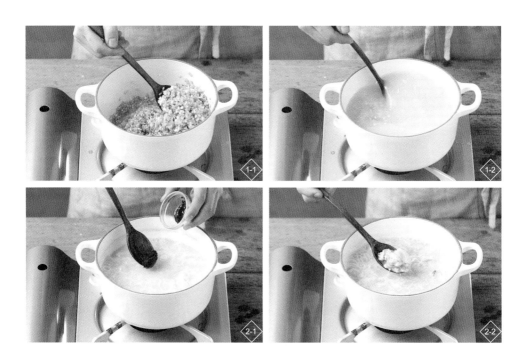

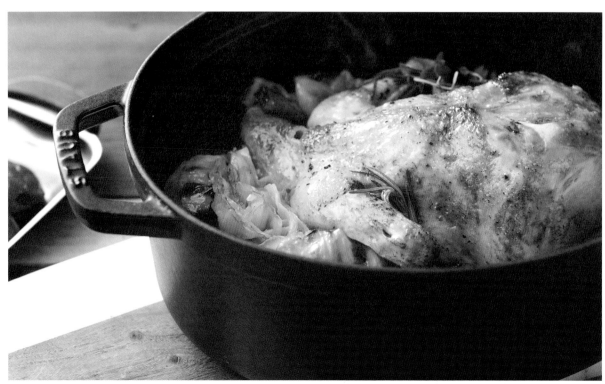

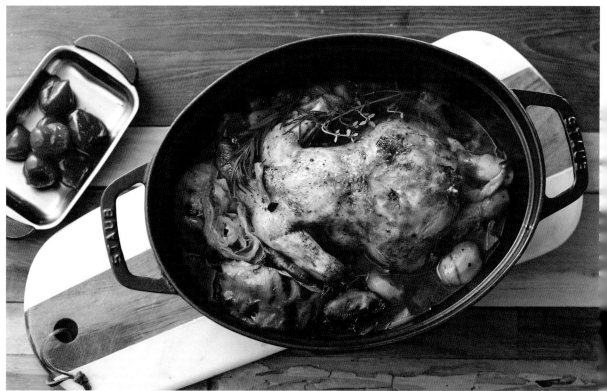

鍋烤一隻雞

放在餐桌上一打開鍋蓋,就會讓人自動發出讚嘆聲的料理。雖然看起來很厲害,但做法卻很簡單,不分四季都能品嘗。吸滿了雞汁的高麗菜更是絕品。

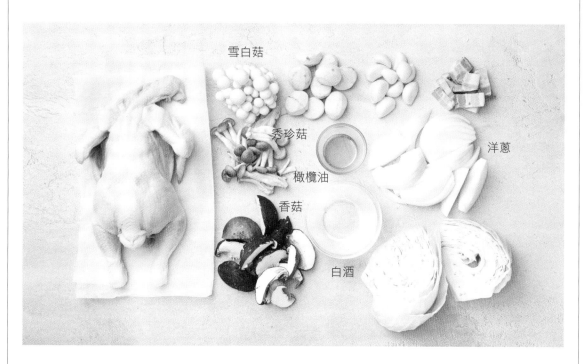

雪白菇
秀珍菇
橄欖油
香菇
洋蔥
白酒

食材

雞 1隻
培根 20g
高麗菜 1/2顆
栗子 8顆
洋蔥 1顆

大蒜 10瓣
奶油 2大匙
鹽、胡椒粉 各少許
巴西里粉 1大匙

填餡材料

雪白菇 1把
秀珍菇 1把
香菇 4朵
大蒜 5瓣

填餡的調味料

白酒 1杯
奶油 1大匙
橄欖油 1大匙
鹽、胡椒粉 各少許
巴西里粉 少許

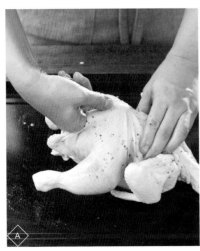 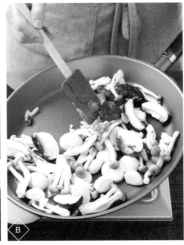 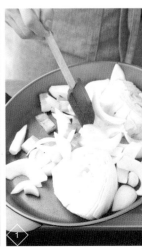

準備

1 將雪白菇底部沾到土的部分切除；去除香菇上面的土，並用乾淨的棉布仔細擦拭，將香菇梗切掉後切成片狀。

2 栗子去殼，高麗菜切半後切成大塊，洋蔥先切半再切成1公分寬；培根切1cm寬，大蒜用刀背拍碎。

3 雞的內部用流水洗淨後，將融化的奶油和胡椒粉均勻塗抹於雞身上，雞皮和雞肉之間，要將手伸入塗抹奶油（圖A）。

4 熱好的平底鍋中，放入奶油融化，將菇類和大蒜拌炒後（圖B），加入巴西里粉，使香氣均勻附著在所有材料上後，再用鹽和胡椒粉調味；取一個碗，將去殼的栗子以及混合好要塞入雞隻裡的填餡準備好。

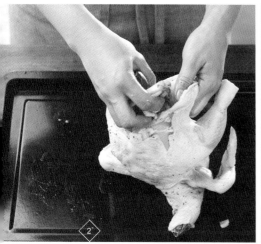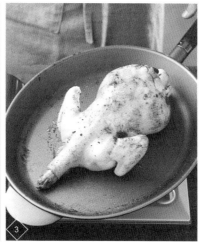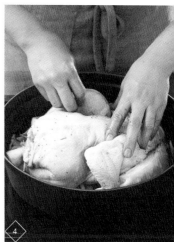

作法

1 在事先燒熱的鍋子中，加入奶油融化，放入拍碎的大蒜、洋蔥、高麗菜、培根拌炒，再加入白酒（圖1）。

2 將炒好的菇類、栗子、大蒜塞入雞的肚子中（圖2），雞腿交叉並用線綁好固定；為了不讓填餡露出來，可以利用雞皮仔細包好。

3 平底鍋中淋上橄欖油，用中火熱鍋後，將雞隻表面稍微烤過（圖3）。

4 將高麗菜、培根、菇類、栗子、洋蔥鋪在鍋底，上面擺好烤過的雞，再將香草放在雞的各個部位（圖4）。

5 蓋上鍋蓋，用小火煮約1小時，或放入以220℃預熱好烤箱中，烤約50分鐘。

假使鍋子無法放入小型的烤箱時，可以用鋁箔紙將雞隻包好再烤。如果用的是帶骨的雞腿肉，做法會更簡單，在雞皮和雞肉間塗抹奶油，就能享用到更酥脆的口感。

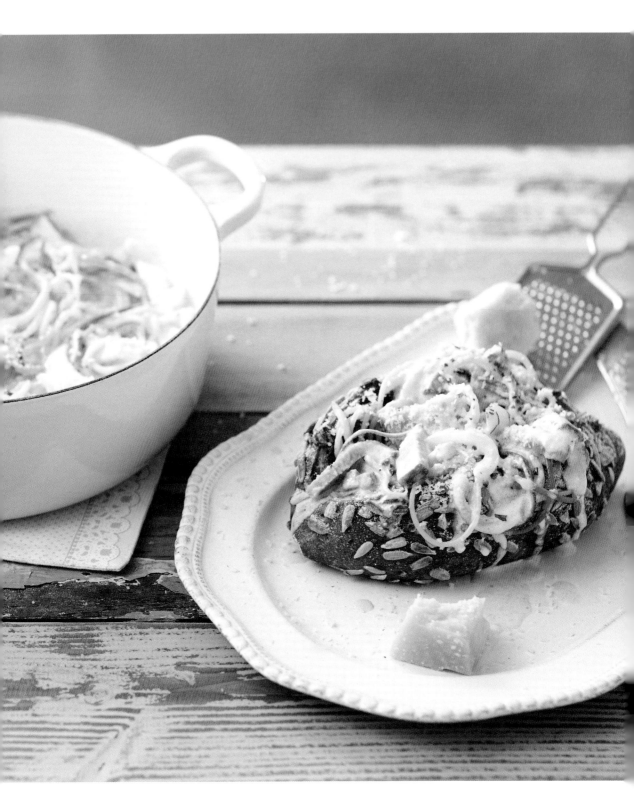

培根蛋黃義大利麵

結合濃郁的奶油白醬與櫛瓜的高級風味，做成了有著美麗色澤與豐富口感的鍋煮奶油培根蛋黃義大利麵。培根的口感融合了香濃的奶油白醬，在口中咀嚼風味是一級棒，不過很容易就會感到油膩，而清爽的櫛瓜正好作了完美的平衡。

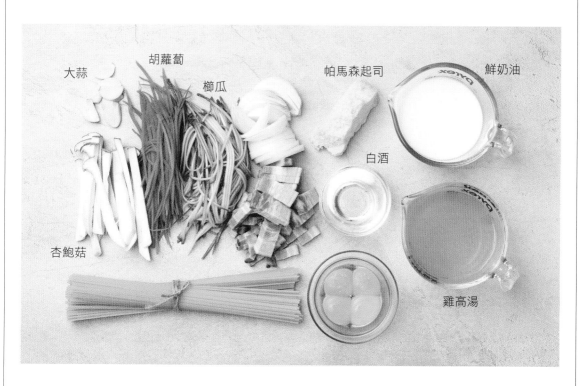

大蒜　胡蘿蔔　櫛瓜　帕馬森起司　鮮奶油　白酒　雞高湯　杏鮑菇

食材

義大利麵 320g
培根 180g
櫛瓜 1條
杏鮑菇 2朵

洋蔥 1顆
胡蘿蔔 1根
大蒜 3瓣

醬汁

蛋黃 4個
鮮奶油 1杯
雞高湯 2.5杯
帕馬森起司 適量

白酒 1/4杯
鹽、胡椒粉 各少許

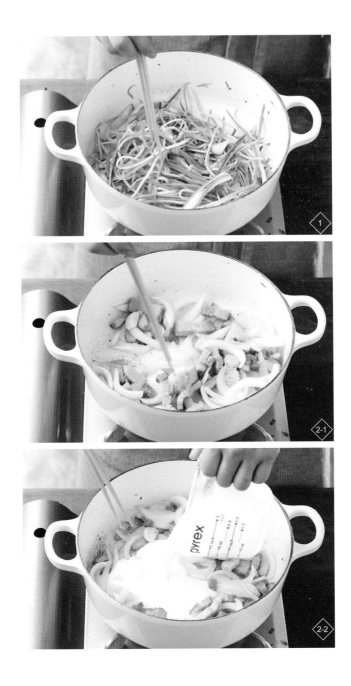

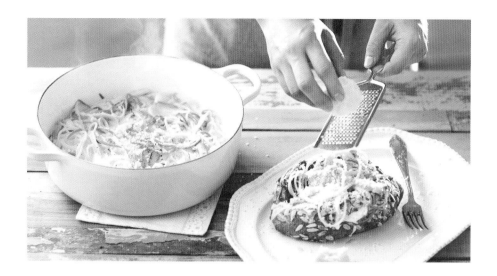

準備

<u>1</u> 將培根切成5公分寬。

<u>2</u> 櫛瓜、杏鮑菇、胡蘿蔔切成和義大利麵一樣的長細絲。

<u>3</u> 洋蔥切粗條,大蒜切片。

<u>4</u> 混合醬汁的材料,放置室溫下備用。

<u>5</u> 將義大利麵放入滾水中煮好備用。

作法

<u>1</u> 將油淋入鍋中,放入杏鮑菇、櫛瓜、胡蘿蔔,以中火拌炒後取出備用(圖1)。

<u>2</u> 放入培根和洋蔥,以中火拌炒約3分鐘(圖2-1),倒入鮮奶油烹煮一下(圖2-2),再倒入雞高湯熬煮。

<u>3</u> 加入煮好的麵和炒好的蔬菜一起煮,稍微撒上胡椒粉,並放上起司調整鹹淡。

炒好的蔬菜要在最後加入,才能保持口感。用起司調味後,如果還不夠鹹,再加入鹽即可。

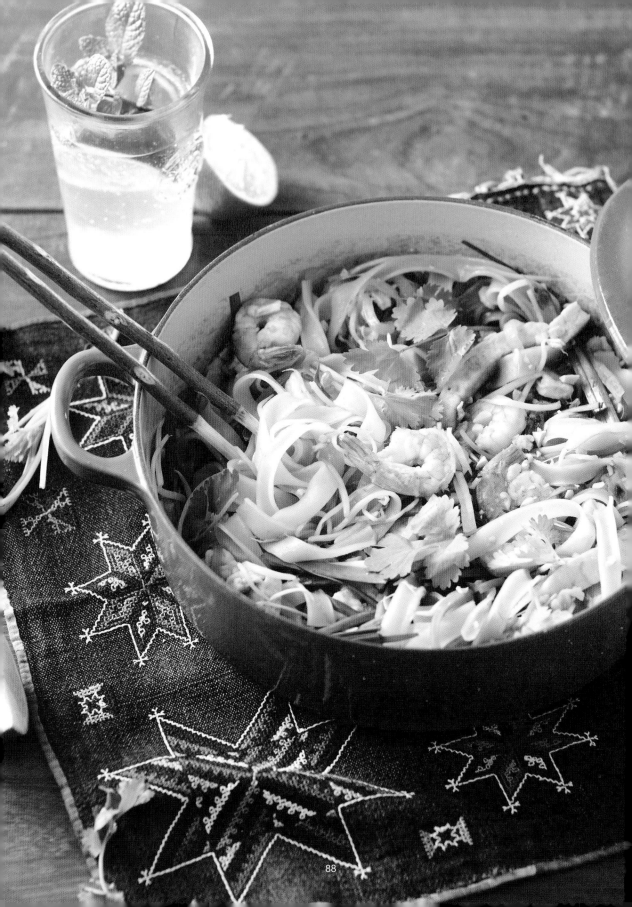

泰式鮮蝦炒河粉

至今仍忘不了在泰國第一次吃到的甜甜鹹鹹的炒麵。感受到「啊！真的好好吃」的這份美好回憶，將我的人生妝點得更加特別和戲劇化。近來進口的食材都很容易購得，除了炸醬麵、辣拌麵之外，要不要試著做出在旅行時吃過的那個味道呢？

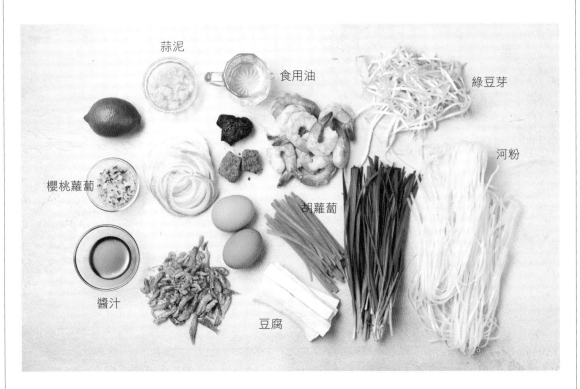

蒜泥
食用油
綠豆芽
河粉
櫻桃蘿蔔
胡蘿蔔
醬汁
豆腐

食材

乾河粉 200g	紫洋蔥 1顆	芫荽 少許
鮮蝦 12隻	胡蘿蔔 1/2根	花生碎粒 1大匙
乾蝦仁 10g	韭菜 50g	蒜泥 1大匙
豆腐 1/2塊	櫻桃蘿蔔 2顆	食用油 少許
綠豆芽 20g	萊姆 1/2顆	

醬汁

羅望子醬 3大匙
泰式魚露 2大匙
粗糖 3大匙

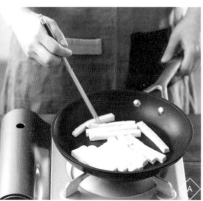
煎豆腐

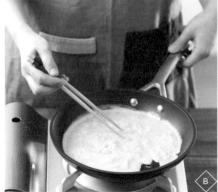
製作炒蛋

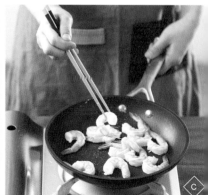
炒熟蝦子

準備

1 將河粉泡入溫水約30分鐘,再將水分瀝乾。

2 將粗糖、羅望子醬、泰式魚露攪拌均勻至粗糖溶化為止。

3 將豆腐切成手指大小,放入淋上少許油的平底鍋中煎一下(圖A)。

4 做好炒蛋備用(圖B)。

5 蝦子用少許油拌炒(圖C)。

綠豆芽不要一次全部加入,稍微留一些分量,和芫荽一起擺放在完成的料理上,就能享用到更清脆且香氣四溢的河粉料理。

作法

1 將3大匙的油加入鍋中，用比中火略強的火來熱鍋，油熱了之後，放入瀝乾的河粉，迅速地拌炒直到油均勻沾附在河粉上為止，不用完全炒熟。

2 將準備好的醬汁倒入河粉中，拌炒約1分鐘，使醬汁均勻沾附上去，再將河粉盛放在另一個碗中備用。

3 淋上食用油，放入紫洋蔥、大蒜、胡蘿蔔、豆腐、蝦子、炒過的河粉，一邊拌炒讓所有食材混合均勻（圖3）。

4 倒入醬汁拌勻（圖4）。

5 放入豆腐和炒蛋輕輕拌勻（圖5）。

6 確認河粉是否煮熟變軟，假使所有的水分都炒乾了，河粉還是沒有全熟的話，可再加入少許水加熱。

7 關火後，放入芫荽和綠豆芽，利用餘熱使其變軟。

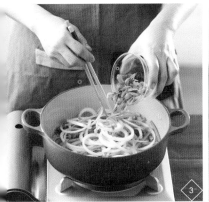
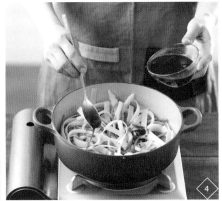
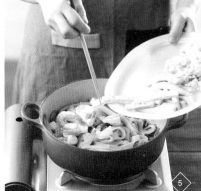

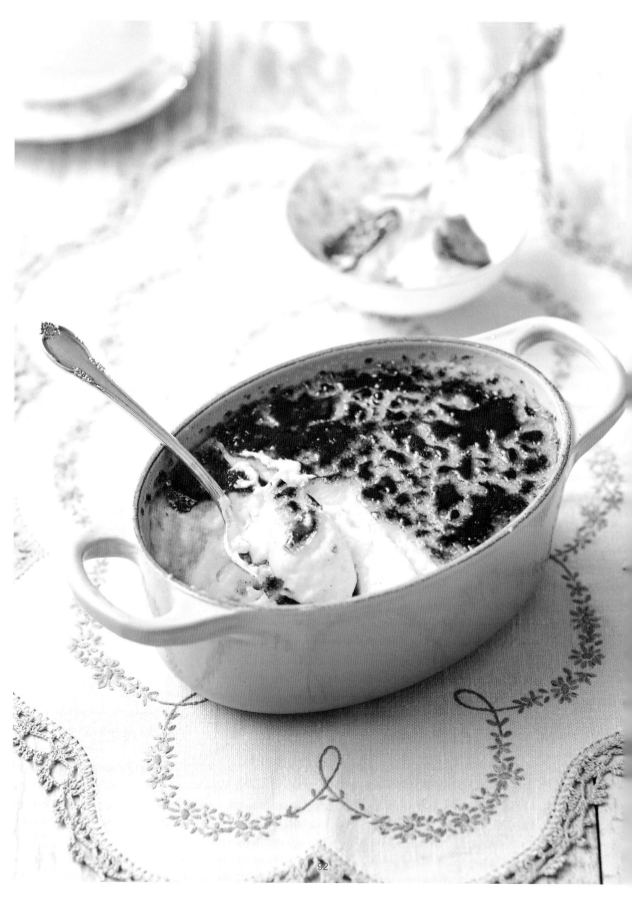

炒栗子烤布蕾

烤布蕾的原文「Crème Brûlée」，有著「碗中燒焦的奶油」之意。
將砂糖撒在卡士達醬上，再把表面烤得焦黃，是源自於西班牙的
一種甜點。

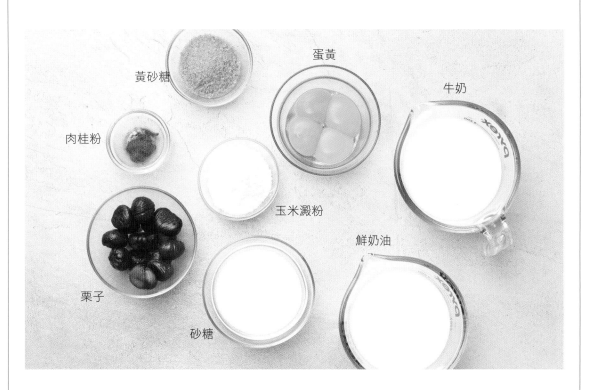

黃砂糖　　蛋黃　　牛奶　　肉桂粉　　玉米澱粉　　鮮奶油　　栗子　　砂糖

食材	卡士達醬	
熟的栗子 150g	牛奶 300ml	玉米澱粉 20g
蛋黃 4個	鮮奶油 200ml	肉桂粉 少許
黃砂糖 150g	砂糖 90g	

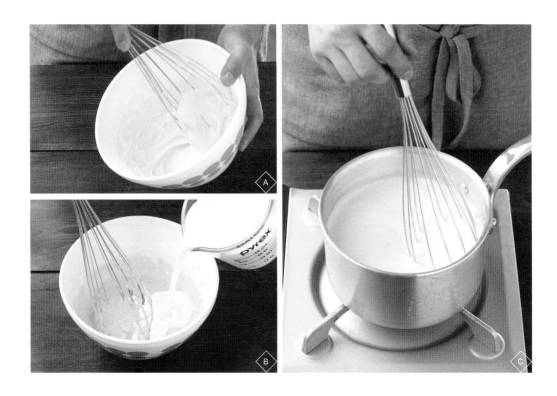

製作卡士達醬

準備

1　將蛋黃和砂糖放入碗中，利用打蛋器攪拌至變白為止（圖A），中間加入玉米澱粉可讓攪拌更順利。

2　加入肉桂粉拌勻後，倒入牛奶（圖B），用小火煮到快要沸騰為止。

3　放入鮮奶油，用小火煮到變稠為止，為了避免沾黏鍋底，要不時用勺子從鍋底開始攪拌（圖C）。

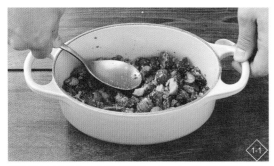

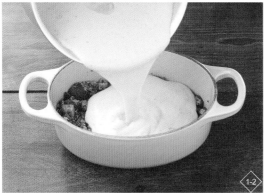

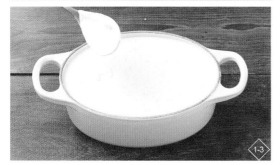

作法

<u>1</u> 將熟的栗子均勻鋪在鍋底（圖1-1），再
倒入卡士達醬，冷卻至適當狀態後（圖
1-2、1-3），蓋上鍋蓋，放入冰箱冷藏3
小時到半天左右。

<u>2</u> 從冰箱取出後，將黃砂糖均勻撒在表面，
利用小烤箱或噴槍來使其焦糖化。

完成後要在表面撒上砂糖時，一定要仔細將表面鋪滿，才能均勻焦糖化。稍微冷卻
後，用小茶匙將表面敲碎，也是品嘗時的樂趣。

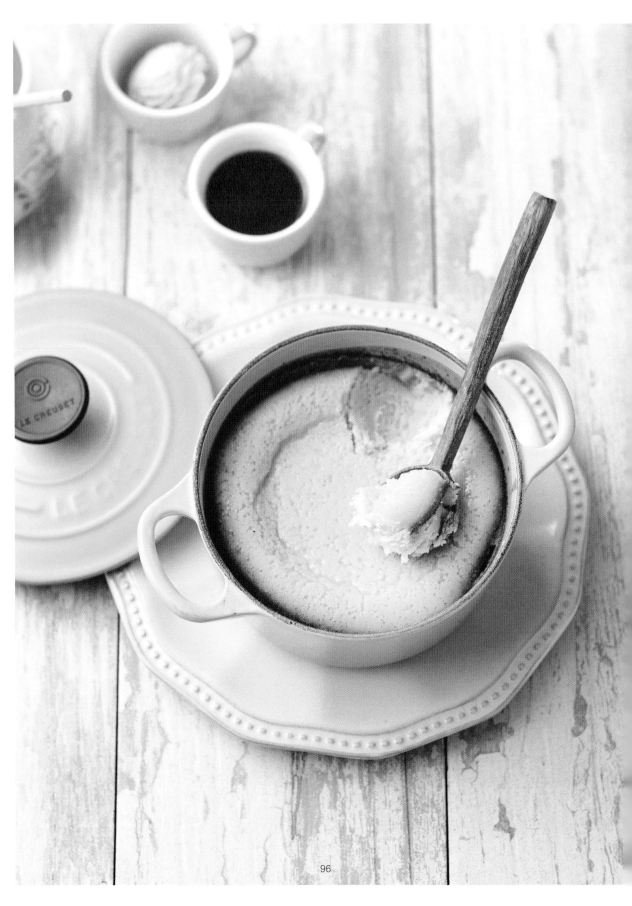

蜂蜜起司蛋糕

藍紋起司的濃厚感特別突出的香甜柔軟蛋糕，置放一夜之後讓風味
更濃郁，非常適合搭配紅酒一起品嘗。用鍋子做的起司蛋糕，看起
來更加特別。

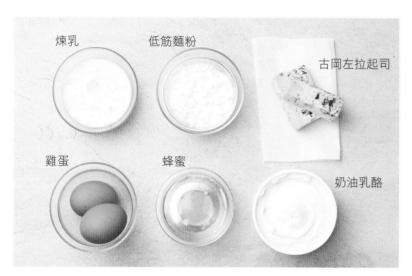

煉乳　　　　低筋麵粉　　　　　　　　　古岡左拉起司

雞蛋　　　蜂蜜　　　　奶油乳酪

食材

古岡左拉起司 25g
奶油乳酪 400g
雞蛋 4顆
煉乳 200ml
蜂蜜 6大匙
低筋麵粉 80g

作法

1　將古岡左拉起司、奶油乳酪、煉乳、雞蛋和蜂蜜，利用攪拌機攪拌至細滑柔順的狀態（
　　圖1-1、1-2）。

2　再加入低筋麵粉，同樣打至滑順狀態後，盛入小鍋子中（圖2-1、2-2）。

3　倒入鍋子後，放入以180℃預熱好的烤箱中，烤20分鐘左右。

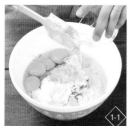
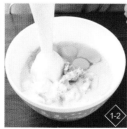
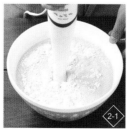
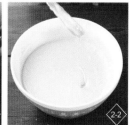

1-1　1-2　2-1　2-2

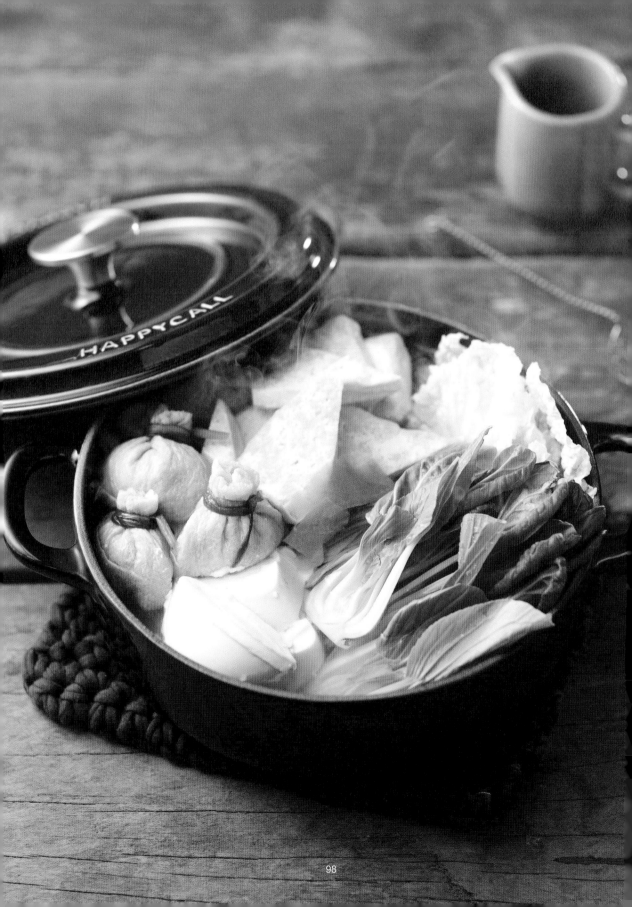

豆腐三劍客火鍋

特別想要吃清新爽口的湯料理時，這是一道可以嘗到食材平淡原味的優質湯料理。將豆腐完全利用做成的豆腐三劍客火鍋，在吹著冷風的晚上，全家人圍坐在一起盡情地品嘗，是道能舒解壓力的出色鍋物料理。

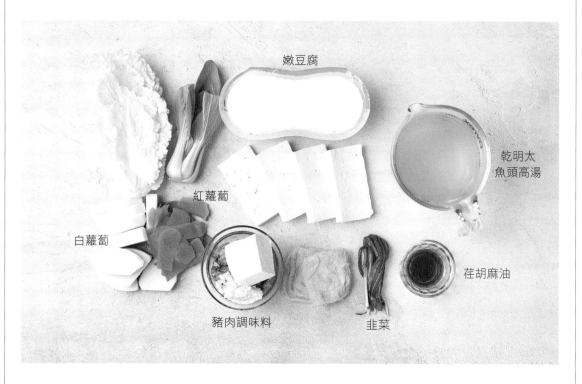

嫩豆腐

乾明太
魚頭高湯

紅蘿蔔

白蘿蔔

荏胡麻油

豬肉調味料

韭菜

食材

嫩豆腐 1盒
豆腐 1/4塊
嫩白菜 10片
紅蘿蔔 10g
白蘿蔔 50g
青江菜 2～3棵
乾明太魚頭高湯 3杯

油豆腐包

油豆腐 5塊
豬絞肉 100g
豆腐 1/2塊
荏胡麻油 少許
韭菜或水芹菜 少許（綁豆皮用）

豬肉調味料

豆腐 1/4塊
蔥末 1大匙
蒜泥 1小匙
醬油 1小匙
鹽、胡椒粉 各少許

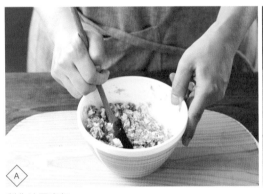
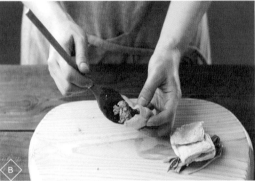

製作油豆腐包

準備

1 將豬絞肉、壓碎的豆腐與調味料混合並仔細搓揉，做成油豆腐的內餡（圖A）。

2 將油豆腐的一邊剪開，做成口袋一樣，放入滾水中稍微汆燙，並填入內餡（圖B），再用燙過的韭菜綁牢固，做成油豆腐包備用。

3 將豆腐切大塊並瀝乾水分，平底鍋中淋上荏胡麻油，放入豆腐煎至焦黃後，再切成三角形。

4 嫩白菜、紅蘿蔔、白蘿蔔、青江菜切成適當大小，再將嫩白菜、紅蘿蔔、白蘿蔔稍微汆燙後冷卻。

市面上有販售加入冬粉的油豆腐包，較常使用在日式料理中，也可以使用有放入小糯米糕丸子的油豆腐包。

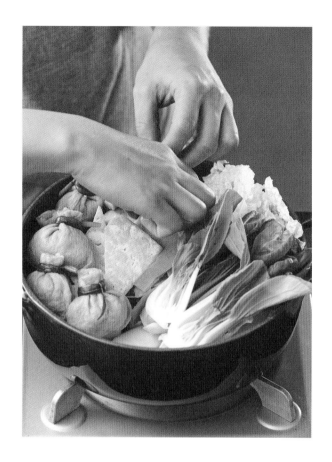

作法

1 將青江菜以外的食材都放入鍋中，擺上煎豆腐和油豆腐包。

2 倒入高湯，以中火加熱約5分鐘。

3 放入切成大塊的嫩豆腐，再煮5分鐘。

4 放上青江菜，一邊以小火繼續加熱，一邊品嘗。

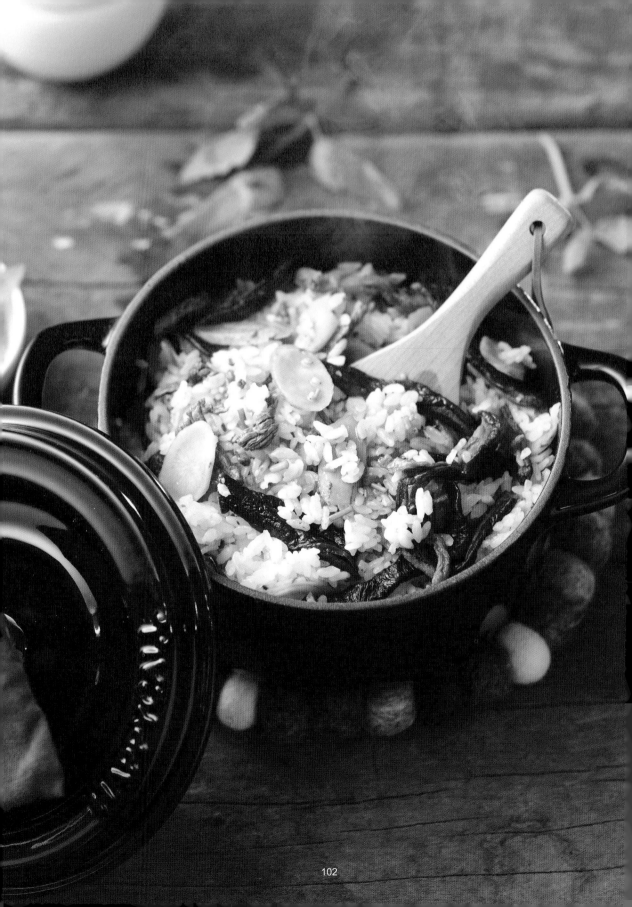

脆口的牛蒡茄子飯

咀嚼起來有著脆口風味與獨特香氣的優質根莖類蔬菜——牛蒡，與
鬆軟口感的茄子相遇了。還未體會過牛蒡與茄子真正風味的人，只
要拌入醬料一起品嘗，絕對會對它們的美味感到驚訝無比。

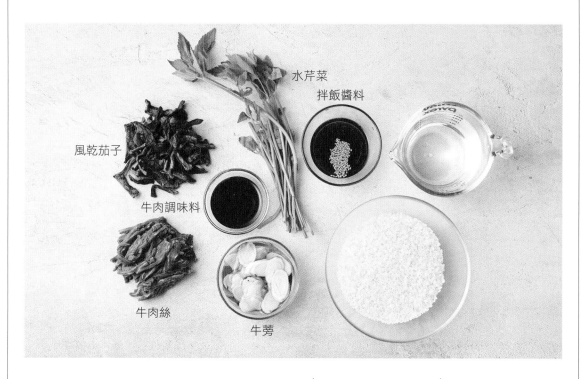

食材

米 1.5杯
水 1.5杯
牛肉絲 100g
牛蒡 50g
風乾茄子 20g

茄子與牛肉調味料

湯用醬油 1大匙
荏胡麻油 1大匙
水 少許

拌飯醬料

水芹菜 20g
湯用醬油 1大匙
荏胡麻油 1大匙
芝麻鹽 少許
水 1大匙

準備

1 將牛蒡削皮並斜切成薄片，放入水中浸泡。

2 風乾茄子稍微用水泡開。

3 米泡水約30分鐘。

4 牛肉絲與茄子加入調味料醃製（圖A）。

5 製作加入水芹菜的拌飯醬料。

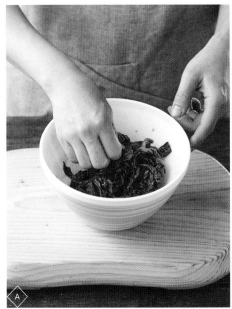

茄子與牛肉進行調味

牛蒡是口感極佳的食材，常用來做成燉煮、涼拌或炸物。牛蒡削皮後放置不管的話，很容易會產生褐變的氧化情形。為了預防削皮的牛蒡變黑，通常會泡入清水中，也可以在清水中滴入幾滴食用醋，除了可以預防褐變，還能去除澀味。

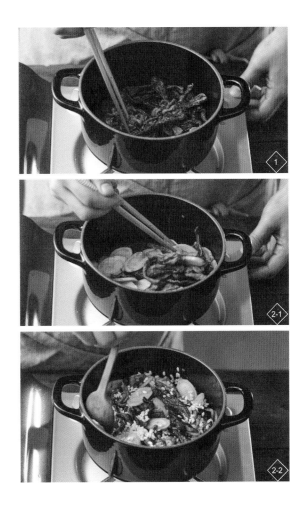

作法

<u>1</u> 先用大火熱鍋並淋上食用油,放入醃好的牛肉絲與茄子拌炒(圖1)。

<u>2</u> 放入牛蒡一起翻炒(圖2-1),再加入泡開的米拌炒均勻(圖2-2)。

<u>3</u> 倒入水,用大火加熱至沸騰後,將火轉小,悶煮約20分鐘。

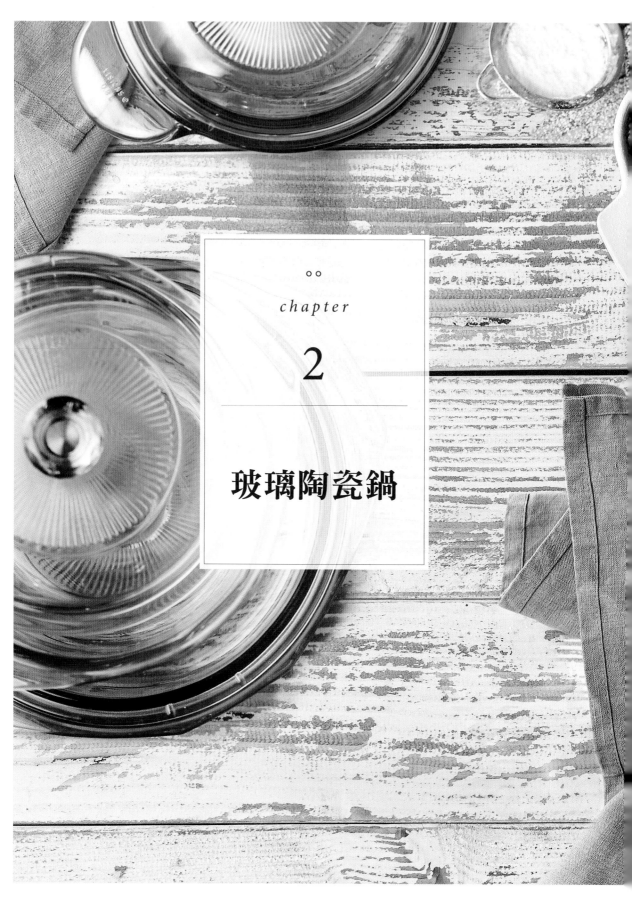

玻璃陶瓷鍋

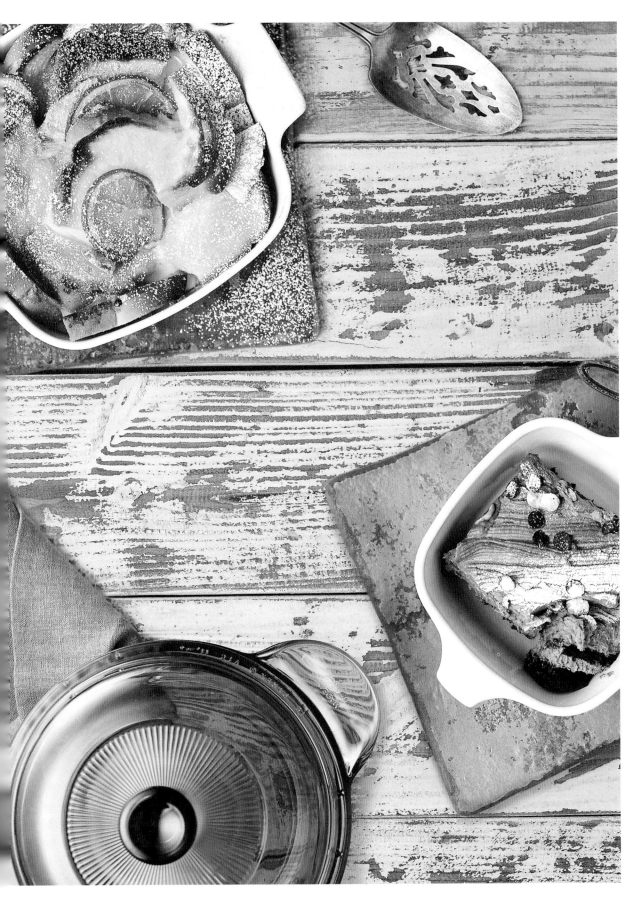

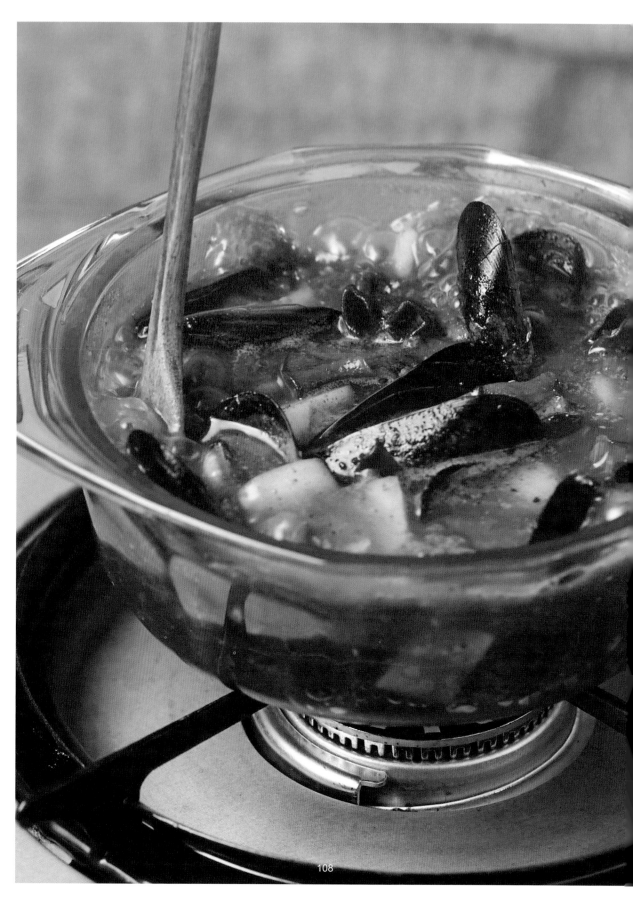

是媽媽的愛鍋
也是我方便愛用的夥伴

玻璃陶瓷鍋

玻璃陶瓷鍋在煮馬鈴薯、地瓜等食材時，由於可以直接看到水煮沸的情況，能立刻調整火力大小，具有多方面的優點。玻璃也被評鑑為最安全的材質，烹調用的玻璃鍋為一種高科技的新素材，由耐熱強化玻璃所製成，是在900℃的高溫下所燒製而成的褐色玻璃，長時間放在火源上，或是用微波爐加熱都不會釋出有害物質。表面沒有毛細孔，不會沾附食物的味道，也無需擔心因食物而變色，非常適合做魚類料理。

一般來說，不止瓦斯爐，也可以用在微波爐或烤箱。和其他一般鍋子相比，使用菜瓜布也幾乎不會留下刮痕，較容易清洗。由於冷卻速度比其他鍋子慢，不太需要重新加熱。缺點就是食物容易黏鍋或燒焦，較不適合做咖哩、蒸或燉煮料理。

雖然在零下50℃到高溫850℃之間的劇烈溫度變化下，都很安全，但如果原本保存在非常低溫的環境，馬上直接放在火源上使用的話，體積一膨脹就可能會造成破裂，建議先放置室溫下一段時間，再使用為佳。也可使用小蘇打粉來清洗；收納時注意不要將鍋子疊放在一起保存，以免破裂或是毀損。

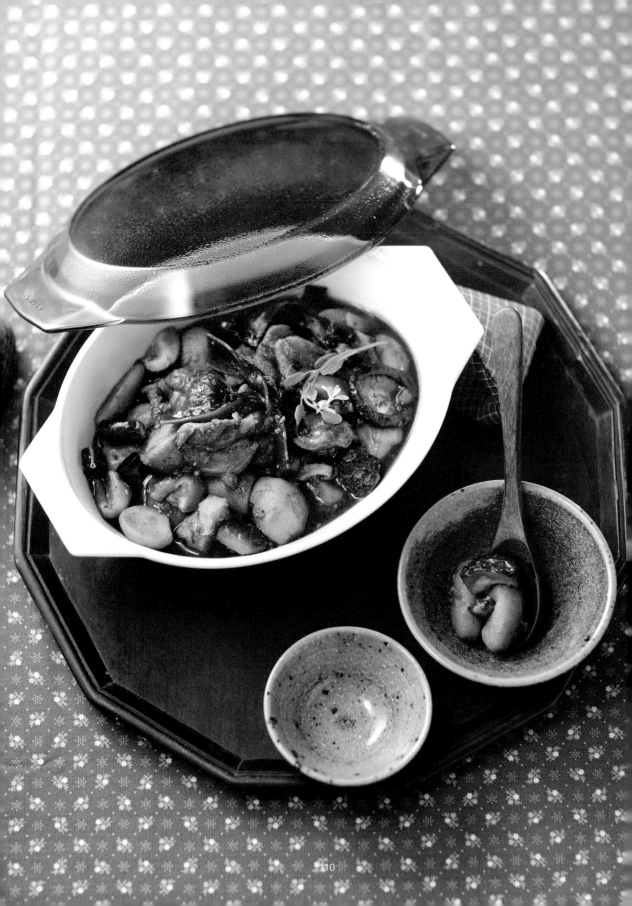

醬燒小芋頭雞腿肉

每到中秋節會吃的小芋頭，小時候都一直誤以為是馬鈴薯，或許是因為卡通龍貓的緣故，才真正開始認識它吧。因龍貓的雨傘而讓人印象深刻的芋葉，成了浪漫又可愛的象徵道具，在許多電影中也出現過。

最好的鹼性食物——芋頭，和雞腿肉一起用甜甜鹹鹹的醬料燉煮，無論是拌飯吃或是做成蓋飯，都是餐桌上的最佳飯友。

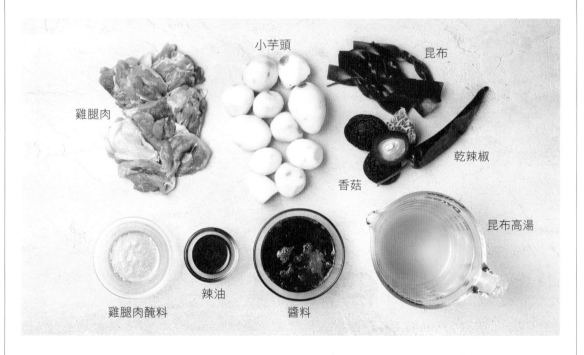

小芋頭　昆布　雞腿肉　乾辣椒　香菇　昆布高湯　雞腿肉醃料　辣油　醬料

食材

雞腿肉 250g
小芋頭 500g
泡開的香菇 3朵
乾辣椒 1根
泡開的昆布 10×10cm 1片
昆布高湯 2杯
辣油 1大匙

雞腿肉醃料

清酒 1大匙
鹽 1小匙
蒜泥 1小匙

醬料

醬油 3大匙
砂糖 1大匙
蒜泥 1大匙
芝麻油 1大匙
蜂蜜 1/2大匙
胡椒粉 少許

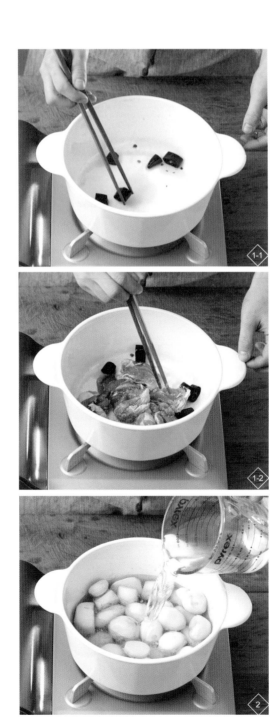

準備

1 將昆布泡入3杯量的冷水中約30分鐘,再切成 1公分寬;泡昆布的水不要倒掉,可用來當成高湯。

2 香菇用溫水泡開後,將水分擰乾並切成適口大小。

3 如果用手直接觸碰小芋頭,會引起搔癢的症狀,請帶上手套並用湯匙將皮去除,再稍微加一點鹽搓洗。接著煮沸麵粉水或淘米水,將小芋頭放入汆燙,再泡冷水30分鐘,去除刺激性的味道。

4 雞腿肉切成適口大小,放入醃料中醃製1小時左右。

作法

1 用中火熱鍋並淋上食用油,放入乾辣椒炒出辣辣的香氣後(圖1-1),接著將雞腿肉的表面煎熟(圖1-2),暫時放入其他容器中備用。

2 將昆布高湯與小芋頭放入步驟1的鍋中(圖2),以大火加熱,並放入醃好的雞腿肉與2/3的醬料一起煮滾。

3 轉成中火煮10分鐘後,用筷子試著插入小芋頭,如果變軟可以順利插入,即可放入香菇和切好的昆布,用小火慢燉約10分鐘,直到湯汁變濃稠為止。

4 加入芝麻油和蜂蜜並收尾。

要戴上手套來削芋頭皮,手才不會發癢;用淘米水汆燙後,放入冷水浸泡再烹調,才能去除刺激的味道並維持白色的外觀。

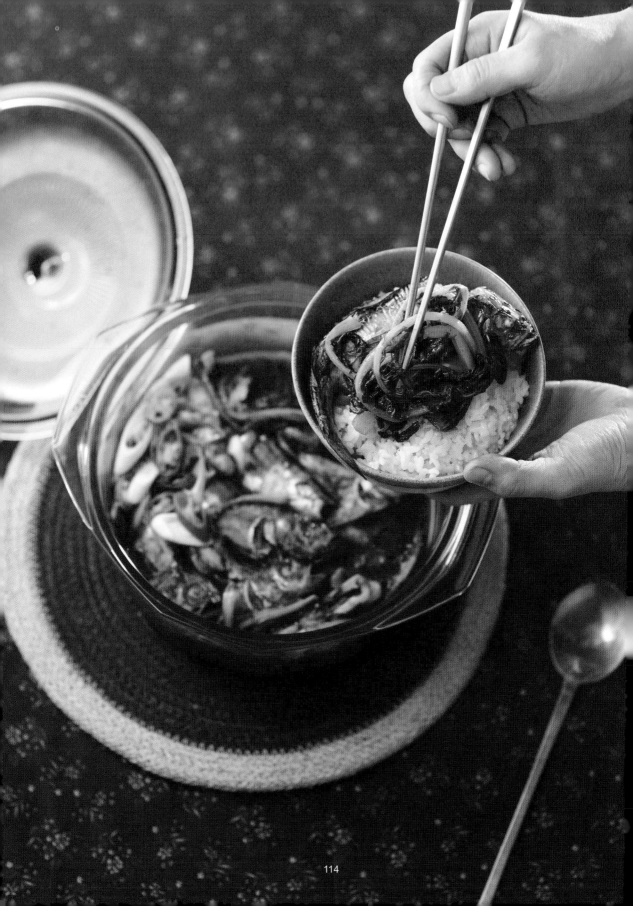

小蘿蔔葉燉叉牙魚

秋季盛產的叉牙魚，由於不太有魚腥味，可以做成燒烤、燉煮或是炸物，這次則是加入小蘿蔔葉，做成辣辣的燉叉牙魚。

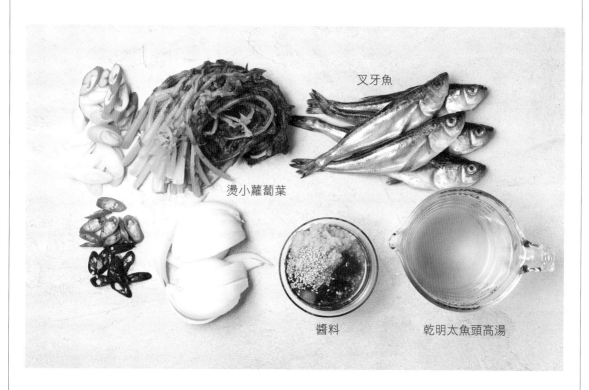

叉牙魚

燙小蘿蔔葉

醬料　　　　　乾明太魚頭高湯

食材	醬料	
叉牙魚 7尾	辣椒醬 2大匙	清酒 2大匙
燙小蘿蔔葉 300g	大醬 1大匙	芝麻 1大匙
洋蔥 1顆	辣椒粉 2大匙	
青、紅辣椒 各1根	蒜泥 1大匙	
大蔥 2段	砂糖 1小匙	
乾明太魚頭高湯 1.5杯	芝麻油 1小匙	

準備

<u>1</u>　小蘿蔔葉放入滾水氽燙，瀝乾水分後備用。

<u>2</u>　洋蔥切粗條，辣椒切小片，大蔥則切成斜片。

<u>3</u>　依分量製作醬料，將燙好的小蘿蔔葉加入一半的醬料攪拌均勻。

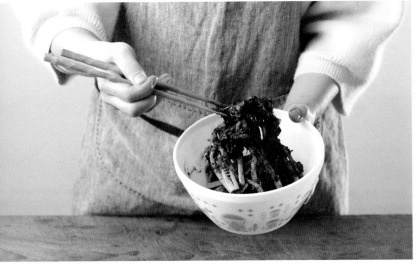

燙小蘿蔔葉進行調味

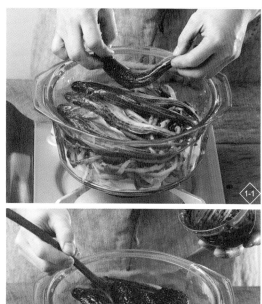

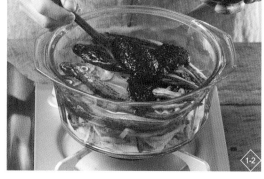

作法

<u>1</u> 將洋蔥鋪在鍋底，再放上調味過的小蘿蔔葉與叉牙魚（圖1-1），加入剩
　 餘的醬料並倒入高湯（圖1-2），用大火煮滾。

<u>2</u> 一邊煮一邊將湯汁澆淋上去，煮約20分鐘至小蘿蔔葉變軟為止。

<u>3</u> 放入辣椒、大蔥，用中火煮10分鐘，再轉成小火煮至醬料變少為止。

　　燉煮時，如果將洋蔥最先鋪在鍋中，洋蔥釋放出的甜味會讓料理更加美味。也可以
使用毛鱗魚來代替叉牙魚。

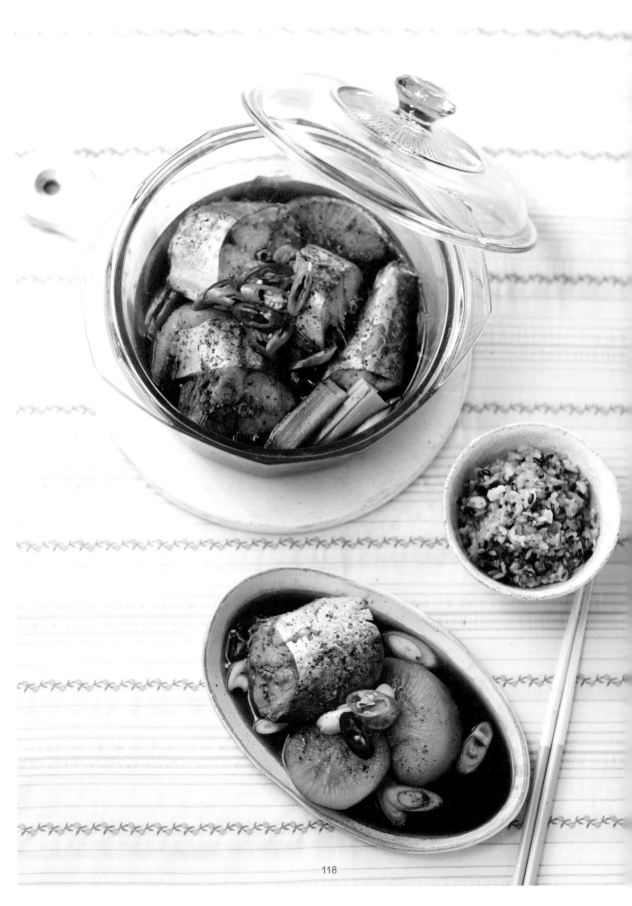

蘿蔔燉土魠魚

冬天盛產的土魠魚含有豐富DHA，有助於孩子腦部發育，還能預防失智症。再加入鮮甜的蘿蔔與醬料一起燉煮，只需要一個鍋子，就能完成並品嘗到比日式料理餐廳還要美味的燉蘿蔔。

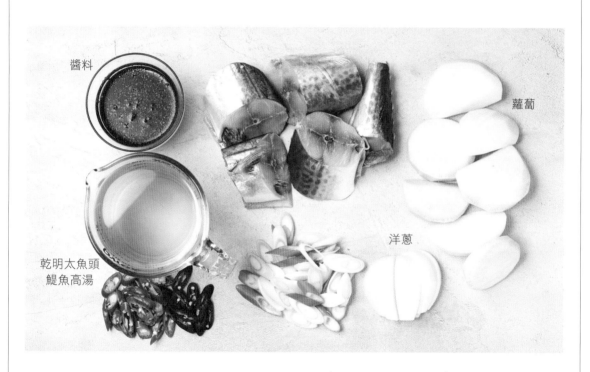

醬料

乾明太魚頭鯷魚高湯

蘿蔔

洋蔥

食材	醬料	乾明太魚頭鯷魚高湯
土魠魚 1尾	醬油 3大匙	乾明太魚頭 2個
蘿蔔 1/2顆	魚露 1大匙	鯷魚 20g
洋蔥 1顆	粗辣椒粉 4大匙	蔥根 2個
紅辣椒 2根	蒜泥 2大匙	胡椒粒 適量
青辣椒 3根	薑汁 1大匙	
大蔥 1段	味醂 3大匙	
清酒 2大匙		

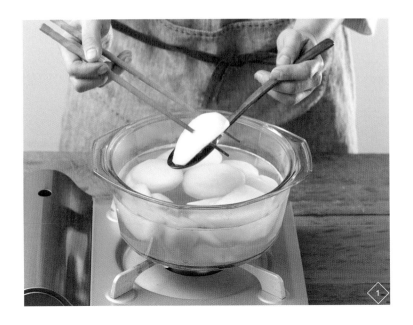

準備

1 煮好乾明太魚頭鯷魚高湯。

2 土魠魚肚不用剖開，斜切成一段一段後，連同魚頭一起放入冷水中清洗，撈起後撒上清酒，醃製約30分鐘。

3 蘿蔔切成大塊，並稍微修整邊角，洋蔥切粗條，辣椒和大蔥切斜片。

蘿蔔切大塊先放入高湯中煮熟，吃起來就會像日本料理店燉魚料理中的蘿蔔一樣，口感柔軟而且醬料均勻入味。

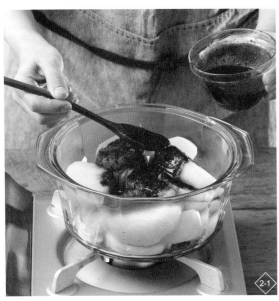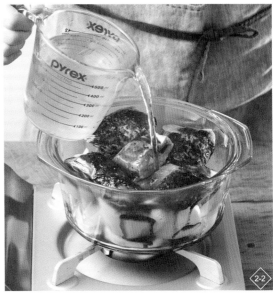

作法

1 將切成大塊的蘿蔔放入乾明太魚頭鯷魚高湯中,煮約15分鐘後撈出。用筷子試著插入蘿蔔看看,如果可以順利插入並且變得透明,就可以撈出(圖1)。

2 將洋蔥鋪在鍋中,擺上煮過的蘿蔔和土魷魚,加入一半的醬料(圖2-1),輕輕倒入乾明太魚頭高湯(圖2-2),將鍋蓋打開用大火煮10分鐘,讓腥味散掉。

3 轉成中火,一邊倒入剩餘的醬料,繼續煮20分鐘。

4 轉成小火,放上蔥和辣椒,再慢燉約10分鐘。

保存蔬菜時,將蘿蔔半乾燥處理,再加入燉煮,會比較硬且不容易散開,還能釋放加倍的甜味。

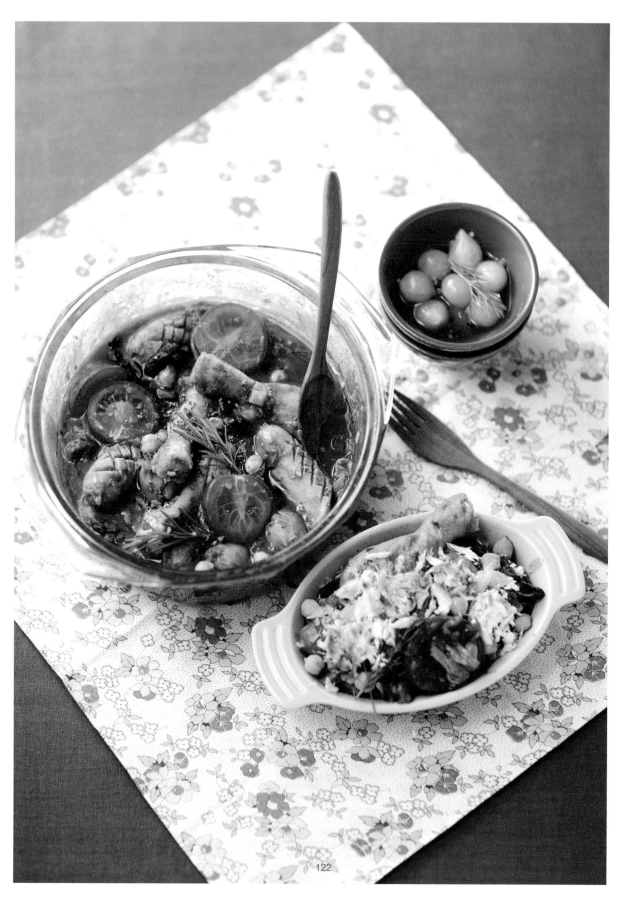

番茄醬汁燉雞腿

吸滿了雞肉肉汁的清淡豆子，是這道料理的核心所在，無論是鬆軟
口感極佳的鷹嘴豆或是菜豆等都很適合加入，是一道光看就好像能
補充滿滿元氣的料理。

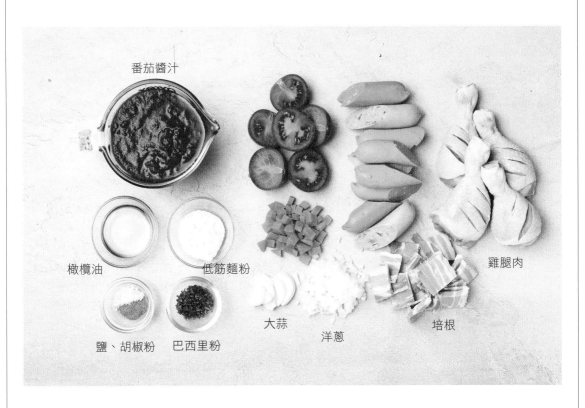

番茄醬汁

橄欖油　　　　　低筋麵粉

鹽、胡椒粉　巴西里粉

大蒜

洋蔥

培根

雞腿肉

食材

帶骨雞腿肉 500g	白菜豆（罐裝）1杯	低筋麵粉 1大匙
手工火腿腸 3條	鷹嘴豆（罐裝）1杯	巴西里粉 1大匙
培根 50g	洋蔥 1顆	鹽、胡椒粉 各少許
番茄 2顆	胡蘿蔔 1/2根	橄欖油 適量
番茄醬汁 400g	大蒜 1瓣	水 1杯

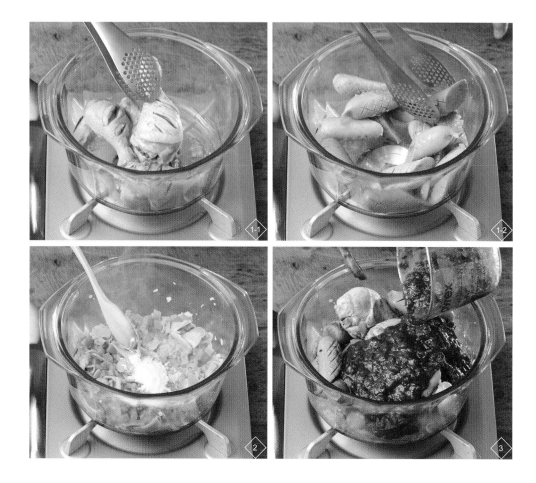

準備

1 先用鹽、胡椒粉醃製雞腿肉，培根切成3公分長，火腿腸劃上刀紋後切半。

2 將洋蔥切小丁，胡蘿蔔切成3立方公釐的方塊，大蒜切片。

3 番茄切大塊備用。

作法

1 用中火熱鍋，淋上1大匙的橄欖油，放入雞腿肉與火腿腸翻炒後取出備用（圖1-1、圖1-2）。再添加橄欖油在同一個鍋中，放入培根、洋蔥、胡蘿蔔、大蒜炒軟。

2 整體均勻撒上低筋麵粉，攪拌至看不到麵粉結塊為止（圖2）。

3 放入炒過的雞腿肉、火腿腸與番茄醬汁，加入鹽和胡椒粉，蓋上鍋蓋用中火燉煮20分鐘（圖3）。

4 放入豆子和番茄，蓋上鍋蓋用小火慢燉約10分鐘。

5 撒上巴西里粉，最後用鹽和胡椒粉調味。

也可以用烤箱來進行烹調。盛在耐熱烤盤（Staub焗烤盤）中，撒上麵包粉，再放入200℃的烤箱烤20分鐘。烤得香酥的麵包粉會呈現出完全不同的口感。

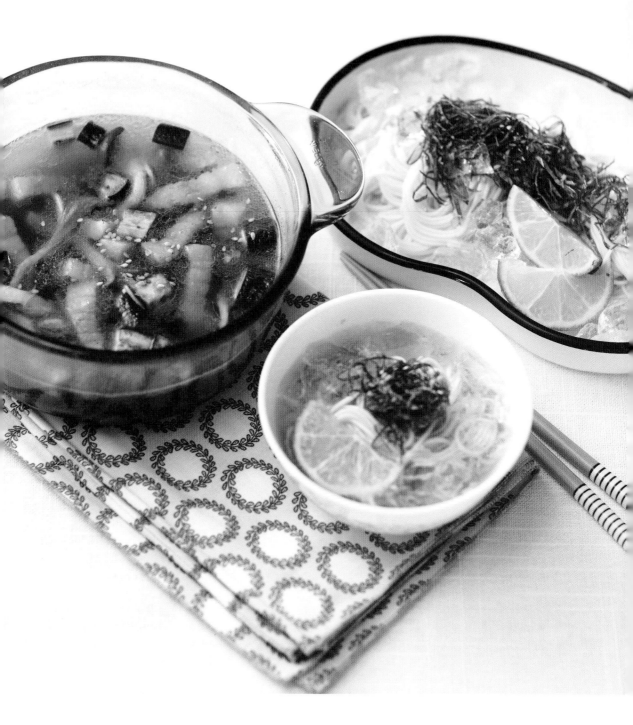

咖哩醬汁沾細麵

如果小朋友不太愛吃蔬菜，只要將蔬菜加到咖哩中，就能讓他們津津有味地扒完一碗飯。這次要介紹的是能突顯出洋蔥的甜味，以及品嚐蔬菜獨特口感的特殊咖哩，試著準備這道不搭配白飯，而是加入細麵的特殊料理吧。

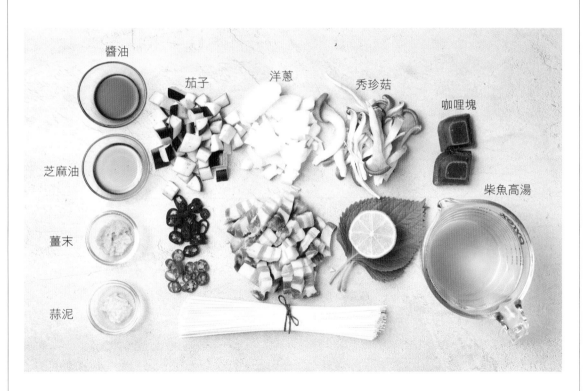

食材

咖哩塊 2塊	洋蔥 1/2顆	芝麻油 1大匙
三層肉 150g	青、紅辣椒 各1根	醬油 2大匙
細麵 3把	芝麻葉 5片	鹽、胡椒粉 各少許
茄子 2條	萊姆 1/2顆	芝麻 少許
秀珍菇 30g	薑末與蒜泥 各少許	柴魚高湯 500ml

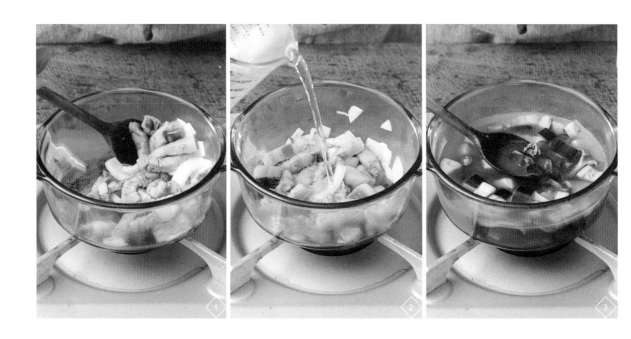

準備

1 將醬油加入柴魚高湯中做成湯底。

2 茄子和洋蔥切成小方塊，秀珍菇依紋理撕開，辣椒切小片，
芝麻葉切細絲。

3 三層肉切成適口大小，撒上鹽和胡椒粉備用。

作法

1 先用大火熱鍋，倒入油拌炒豬肉（圖1）。

2 加入洋蔥、生薑、大蒜一起拌炒，倒入高湯，用中火煮滾（
圖2）。

3 煮滾時放入咖哩塊，待融化後，放入秀珍菇和茄子，用中火
加熱（圖3）。

4 煮好細麵後，放入冷水中漂洗幾次，再瀝乾水分。

5 細麵上擺好切成細絲的芝麻葉，和咖哩醬汁一起上桌，依個
人喜好沾來吃，或是倒入醬汁攪拌均勻品嘗。

茄子要挑選深紫色、有光澤和彈性，且沒有瑕疵的為佳。由於帶有刺激性的味道，
不適合生吃，刺激的成分經過100℃以上高溫加熱後，就會變成甜味。細麵煮過
後，放入冷水或冰塊水中漂洗幾次，能使麵條Q彈更有口感。

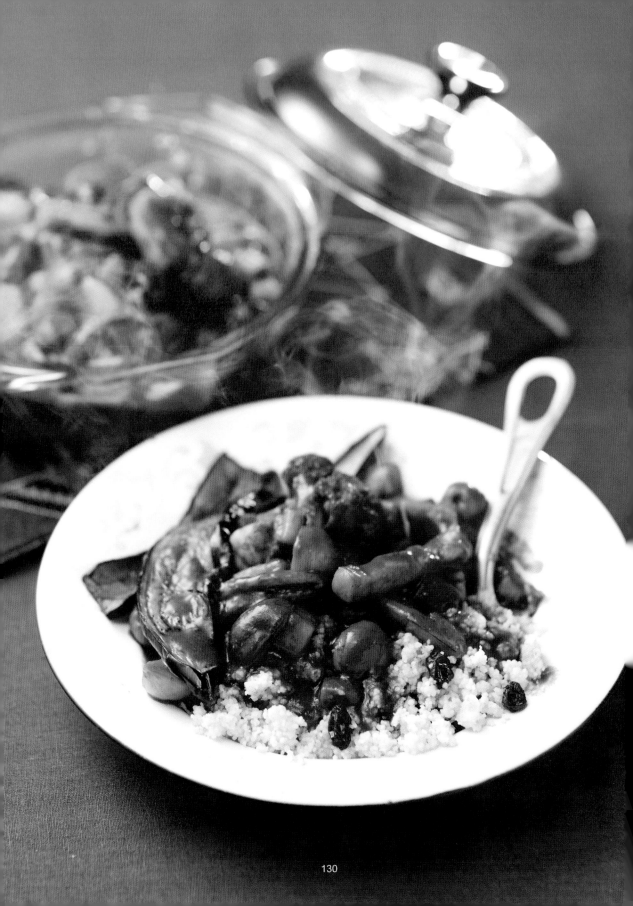

番茄咖哩燴古斯古斯

用咖哩和大蒜的香氣刺激食慾的料理。在北非的傳統主食非洲小米古斯古斯（Couscous）中，添加葡萄乾的香甜以及豬肉的風味，而變得更加豐盛。

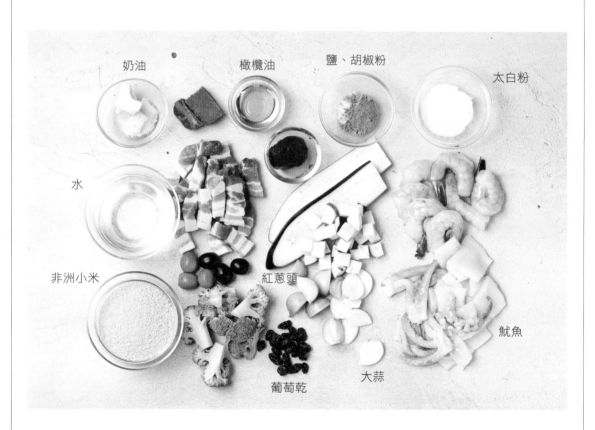

奶油　橄欖油　鹽、胡椒粉　太白粉
水　紅蔥頭　魷魚　非洲小米　葡萄乾　大蒜

食材

三層肉 300g	花椰菜 1/2朵	番茄糊 2大匙
鮮蝦 6隻	橄欖 6顆	太白粉 1大匙
魷魚 1隻	紅蔥頭 5顆	水 100ml
茄子 2條	大蒜 6瓣	橄欖油、奶油 各少許
小番茄 10顆	咖哩塊 2塊	鹽、胡椒粉 各少許

非洲小米調味料

非洲小米 1/2杯
水 100ml
葡萄乾 1大匙
奶油 1大匙
鹽 少許

準備

1　豬肉切成1公分寬，撒上鹽和胡椒粉備用，魷魚切成2×3公分的方形，並劃上漂亮的刀紋。

2　茄子其中一條依5公釐的厚度削成長薄片，放入油中稍微油炸（圖A），另一條切成小方塊。

3　花椰菜切成大塊，放入熱水中汆燙。

4　紅蔥頭切半，如果沒有紅蔥頭，可用洋蔥取代，洋蔥切成和茄子大小相同的方塊即可。

5　大蒜切片。

作法

1　將1匙的油淋入平底鍋中，用大火煎烤三層肉，再放入魷魚和鮮蝦一起拌炒，撥到一側後取出備用（圖1）。

2　在步驟1的平底鍋中，倒入1匙的橄欖油，用中火將紅蔥頭、大蒜炒香，再放入茄子、花椰菜拌炒。

3　另一個鍋中的水煮滾時，放入咖哩和番茄糊煮10分鐘（圖3）。

4　放入橄欖、炒過的豬肉、海鮮和蔬菜，撒上鹽、胡椒粉與太白粉，蓋上鍋蓋用小火慢燉約15分鐘，再加入番茄繼續煮5分鐘（圖4）。

5　鍋中放入量好分量的水和非洲小米（非洲小米和水為1：1）加熱，並用鹽稍微調味。非洲小米放入後輕輕攪拌，馬上關火，蓋上鍋蓋悶5分鐘左右。

6　在煮好的非洲小米中，加入奶油和葡萄乾，用木勺輕輕拌開，和番茄咖哩一起盛盤。

不管煮的分量為何，水和非洲小米的比例都是1：1。此外，蒸過的非洲小米，和美生菜一起夾入麵包中品嘗，也很美味。

炸茄子薄片

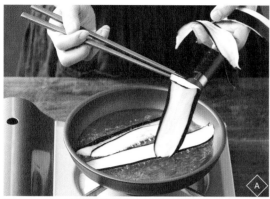

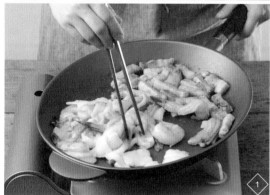

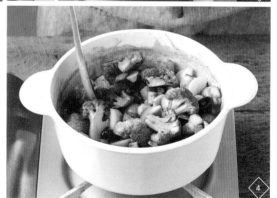

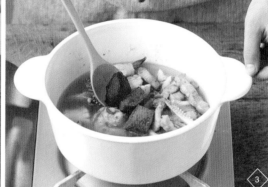

由於非洲小米很快就能煮熟，可以加入燉菜或濃湯等各種料理中，當成家中常備的配料也很不錯。沒有足夠的時間炊飯時，就呈上便利的非洲小米飯。

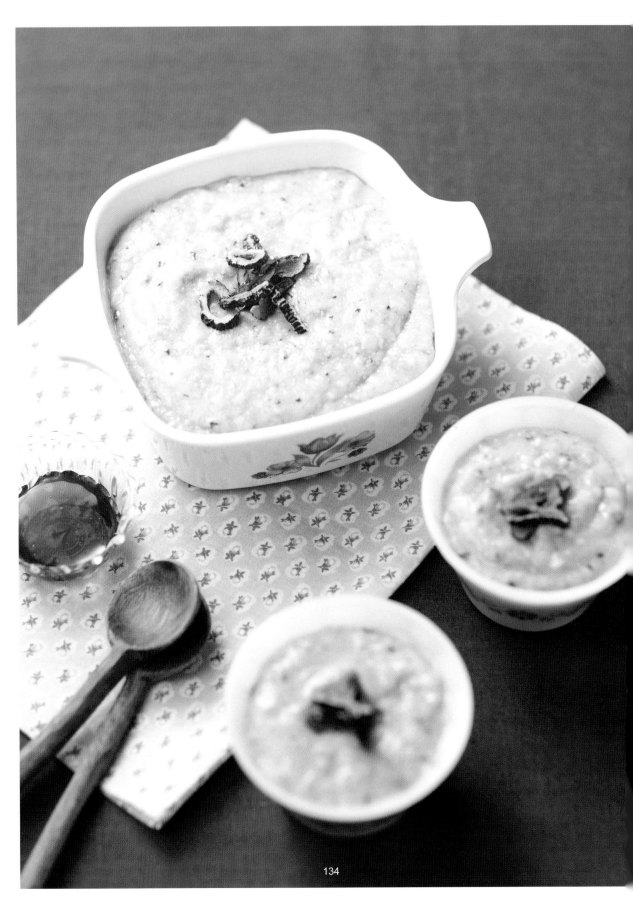

水蔘糯小米粥

不喜歡人蔘苦味的人，對於水蔘的接受度相對來說會比較高。水蔘加上紅棗和栗子能增添甜味，對於虛寒體質的人來說，是很健康的粥品，當體溫升高，免疫力也會隨之提高，請多攝取來維持健康吧。

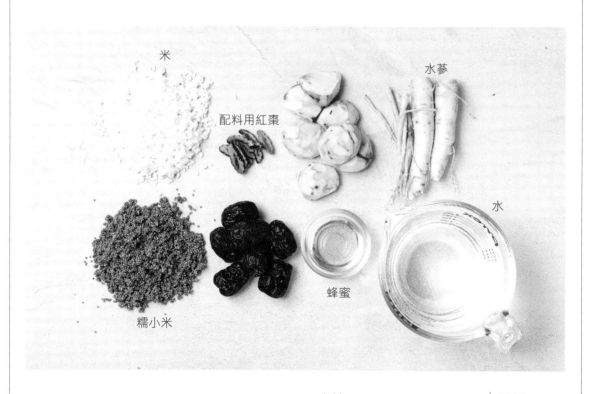

米

配料用紅棗

水蔘

水

糯小米

蜂蜜

食材

水蔘 2根　　栗子 4顆
米 1/2杯　　水 6杯
糯小米 1/2杯　蜂蜜 1大匙
紅棗 7顆

配料

紅棗絲

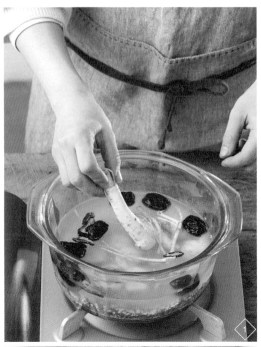

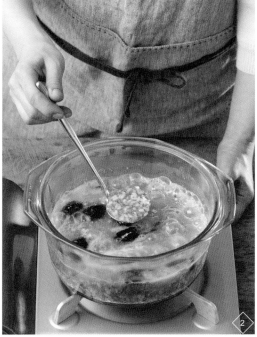

準備

<u>1</u> 將米和糯小米洗淨後，浸泡1小時以上。

<u>2</u> 水蔘洗淨後切大塊，紅棗先在中間劃一刀，將紅棗轉一圈來去籽，栗子去殼。

<u>3</u> 放在上面的配料用紅棗，則是切成細絲。

作法

<u>1</u> 將泡過的米、糯小米、水蔘、紅棗放入鍋中，倒入量好分量的水，用大火煮滾（圖1）。

<u>2</u> 當食材煮滾時，轉成中火，一邊攪拌一邊煮至飯粒變軟爛為止（圖2）。

<u>3</u> 當飯粒變爛，食材變軟時，利用攪拌機將食材絞碎，但不要過細。

<u>4</u> 用小火煮5分鐘左右，放上配料並加入蜂蜜來品嘗。

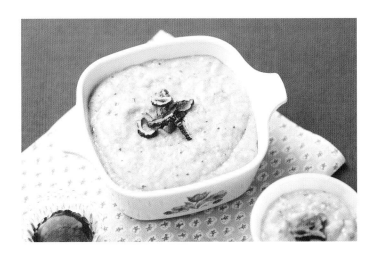

小米可分為梗小米和糯小米兩種，我們主要用的是有黏性的糯小米。糯小米適合虛寒體質，而梗小米則適合燥熱體質。

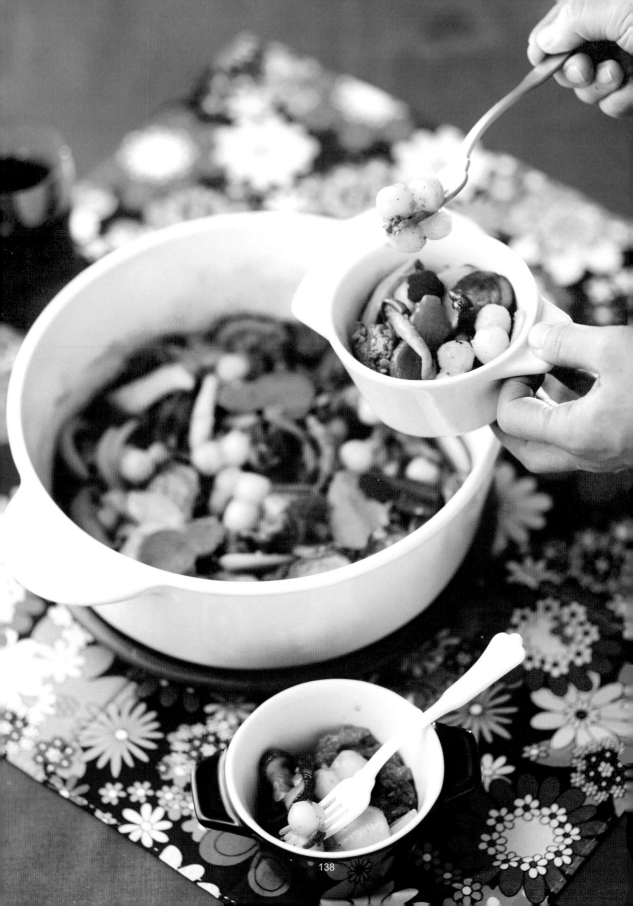

媽媽味烤肉炒年糕

韓國街頭的炒年糕小吃雖然美味，但這裡要介紹的是媽媽親手製作健康又有飽足感的烤肉炒年糕。在造型可愛的珍珠年糕 (註) 中，加上一些烤肉，是很受孩子歡迎的料理。

註：將長條狀的年糕，中間用竹刀按壓，再將兩端揉成圓形，像是兩顆連在一起的珍珠一般。

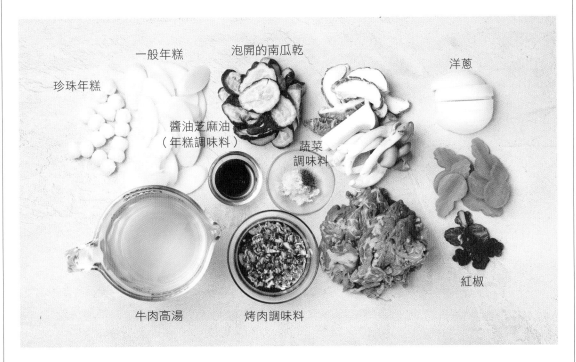

食材		烤肉調味料	蔬菜調味料	追加醬料
牛肉 300g	胡蘿蔔 1/2根	醬油 2大匙	蒜泥 1小匙	醬油 1大匙
珍珠年糕 150g	洋蔥 1/2顆	砂糖 1大匙	鹽 1小匙	砂糖 1/2大匙
一般年糕 100g	紅椒 1/2顆	蒜泥 1/2大匙	芝麻油 1/2大匙	芝麻油 1大匙
秀珍菇 1包	牛肉高湯 1杯	洋蔥末 1大匙	胡椒粉 少許	蜂蜜 1大匙
香菇 2朵	芝麻油 1/2小匙	芝麻油 1大匙		芝麻鹽 1/2大匙
泡開的南瓜乾 100g	醬油 1小匙	芝麻鹽 1/2大匙		
		胡椒粉 少許		

準備

<u>1</u> 將年糕放入滾水中汆燙，並瀝乾水分。

<u>2</u> 胡蘿蔔切薄後切成造型花片，洋蔥切絲。

<u>3</u> 秀珍菇依長度撕開，香菇切大塊。

<u>4</u> 南瓜乾用冷水泡開後，將水分擰乾，切成半圓形，再用蔬菜調味料抓拌均勻。

<u>5</u> 牛肉用調味料醃製。

作法

<u>1</u> 熱鍋後，稍微淋上食用油，用大火拌炒南瓜乾（圖1-1），再放入胡蘿蔔和洋蔥拌炒後，另外盛起備用（圖1-2）。

<u>2</u> 放入調味好的牛肉與菇類翻炒（圖2-1）；年糕則塗上芝麻油與醬油，以免互相沾黏（圖2-2）。

<u>3</u> 嘗過味道後，不夠鹹的話再放入追加醬料調整（圖3）。

<u>4</u> 炒好的蔬菜和年糕放入步驟3，並將所有食材攪拌均勻（圖4）。

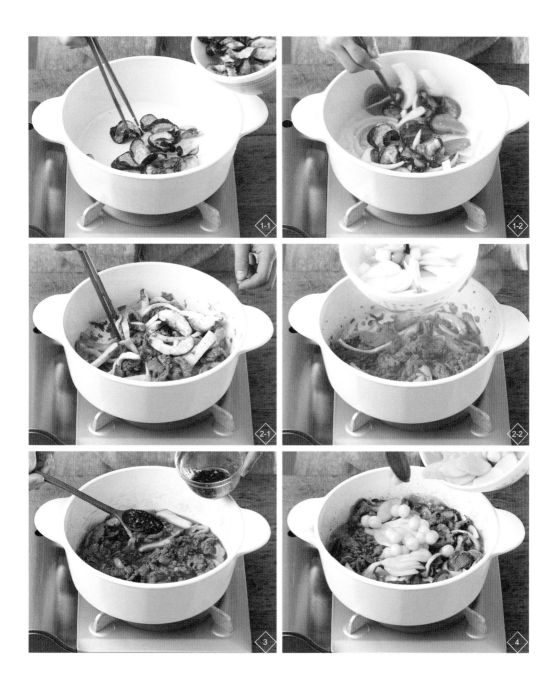

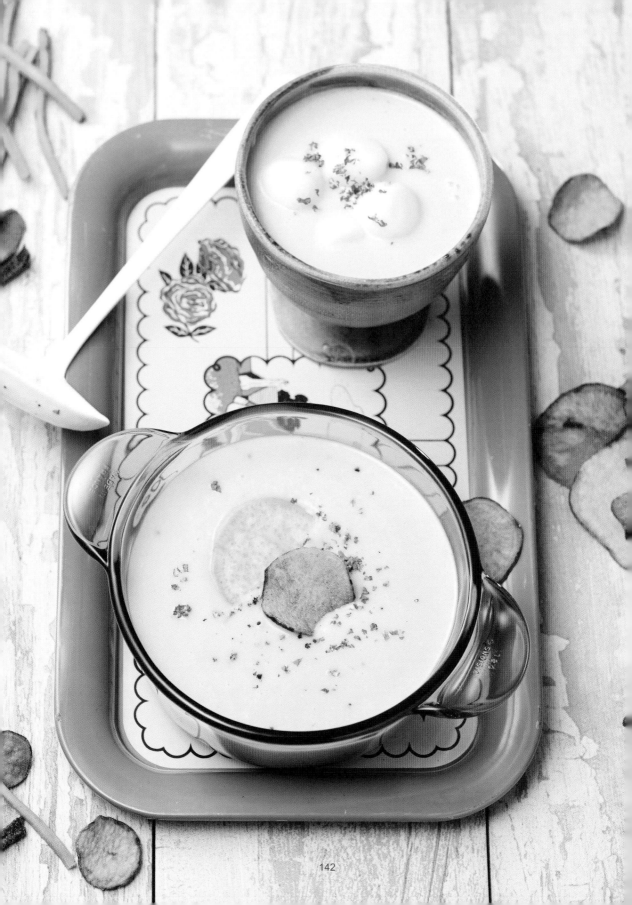

香濃馬鈴薯地瓜濃湯

馬鈴薯與地瓜是健康又容易取得的食材，可以炒或煮來吃，活用在
各種料理中。家中如果有多餘不知如何處理的馬鈴薯和地瓜，很適
合做成這道料理。做好後放入冰箱保存，當成冷湯品嘗也很美味。

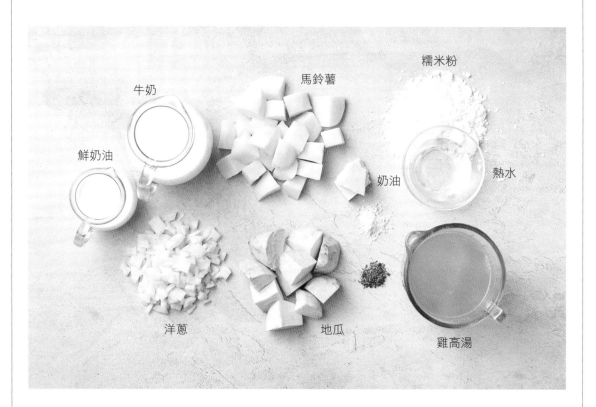

牛奶　鮮奶油　馬鈴薯　糯米粉　奶油　熱水　洋蔥　地瓜　雞高湯

食材

馬鈴薯 2顆	鮮奶油 50ml
地瓜 1顆	奶油 5g
洋蔥 1/2顆	雞高湯 2杯
牛奶 200ml	鹽、胡椒粉 各少許

糯米糰

糯米粉 1杯
熱水 2杯
鹽 少許

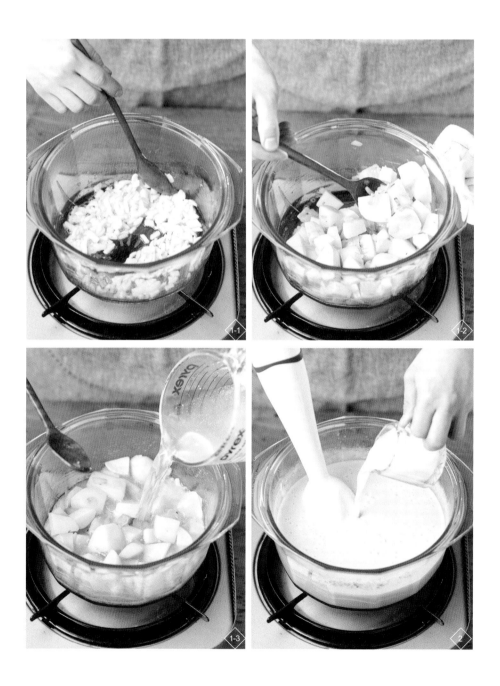

準備

<u>1</u> 將煮好的馬鈴薯和地瓜切成大塊。

<u>2</u> 洋蔥切小丁。

<u>3</u> 將糯米粉加熱水揉成麵糰，做成糯米糰後，放入滾水中煮，
待糯米糰浮起後，撈起備用。

作法

<u>1</u> 將奶油放入熱鍋中融化後，將洋蔥放入炒成焦黃（圖1-1），
再放入馬鈴薯、地瓜和高湯，用中火煮滾（圖1-2、1-3）。

<u>2</u> 關火，將牛奶倒入鍋中，利用攪拌機打成糊狀，再加入鮮奶
油讓味道更柔順（圖2）。

利用糯米粉來做成麵糰，是因為米不像麵粉具有筋性，放入熱水後，澱粉會糊化，
就能增加黏性。放入冰箱冷藏一段時間，冷卻後再品嘗也很美味。

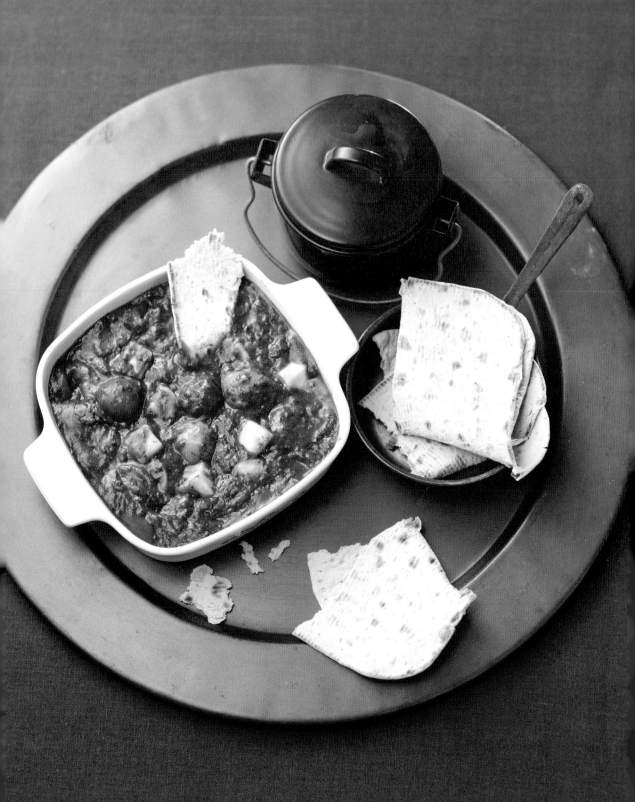

菠菜咖哩

「好像史瑞克住的沼澤一樣」，一邊攪拌著鍋子的我，不自覺說出了這句話，不過味道卻完全不同於外觀，就像史瑞克一般，呈現出1000種魅力的滋味。就算是不喜歡菠菜的孩子，吃過之後絕對會說：「哇，菠菜好好吃呢」。

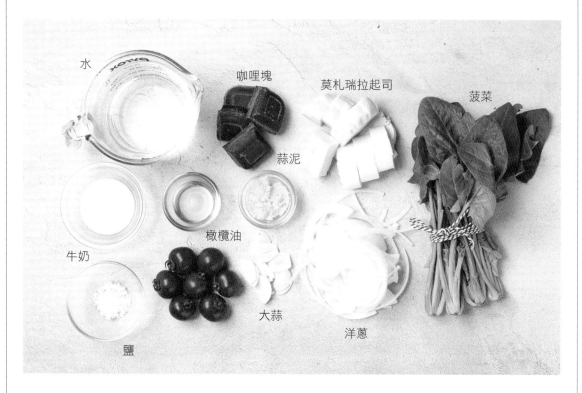

食材

咖哩塊 4塊
莫札瑞拉起司 100g
抱子甘藍 5顆
小番茄 10顆
洋蔥 1顆

大蒜 4瓣
橄欖油 2大匙
水 400ml
牛奶 50ml

菠菜糊

菠菜 1把
橄欖油 10大匙
蒜泥 1大匙
鹽 1小匙

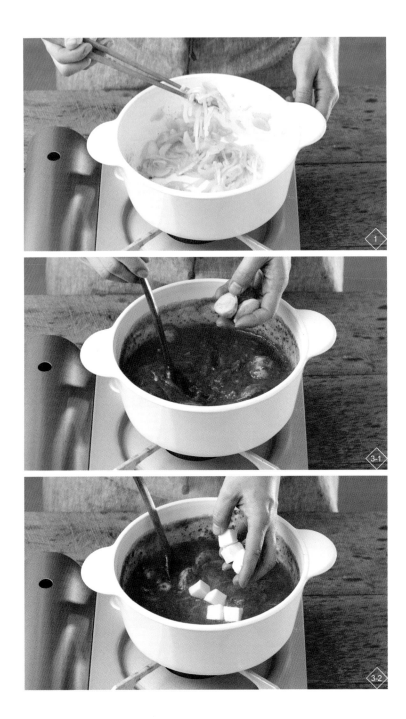

準備

1 將抱子甘藍切半，汆燙好備用。

2 將洋蔥切絲，大蒜切片。

3 切除菠菜的根部，放入熱水中稍微汆燙後，放入攪拌機中，加入橄欖油、蒜泥和鹽打成糊狀。

作法

1 油加入鍋中，將大蒜和洋蔥用中火炒至褐色並且軟爛的程度（圖1）。

2 倒入水，再放入咖哩塊燉煮，加入做好的菠菜糊和牛奶，用中火煮約5分鐘，讓所有食材完全融合在一起。

3 放入抱子甘藍、小番茄和起司，用小火煮5分鐘（圖3-1、3-2）。

加入了大量的菠菜，難免會讓人好奇味道到底如何，但由於咖哩的香氣強烈，幾乎感受不到菠菜的味道，連不喜歡菠菜的孩子也不會抗拒。也可以用印度烤餅或餅乾沾來吃，和沙拉一起享用也很不錯。

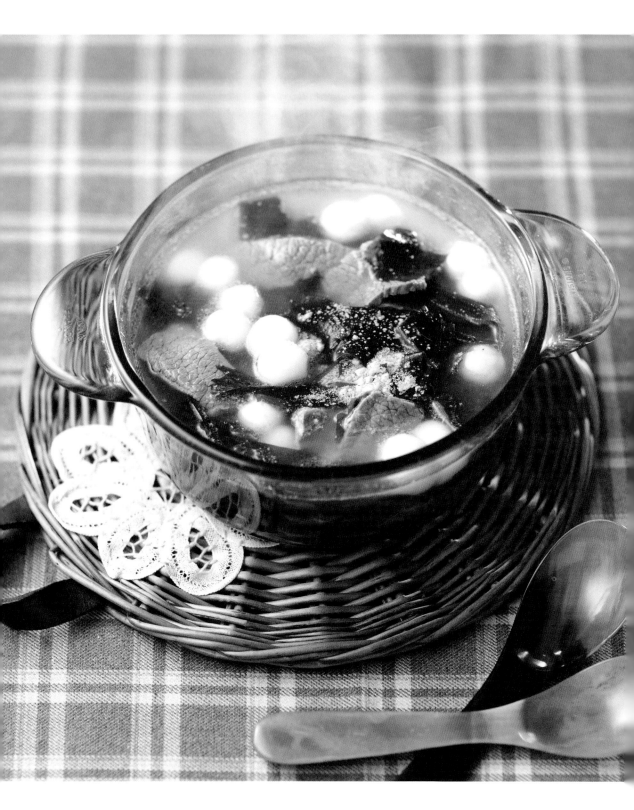

荏胡麻粉珍珠年糕海帶湯

相信大家都有這樣的經驗，煮好一鍋海帶湯後，之後的一個禮拜，
餐桌上老是會重複出現海帶湯吧？重新加熱的話，湯汁變少也會變
鹹，只好再多倒一些水來煮，然後又變回一大鍋的湯了。以下介紹
的是加入珍珠年糕，讓孩子更愛不釋手的海帶湯食補食譜。

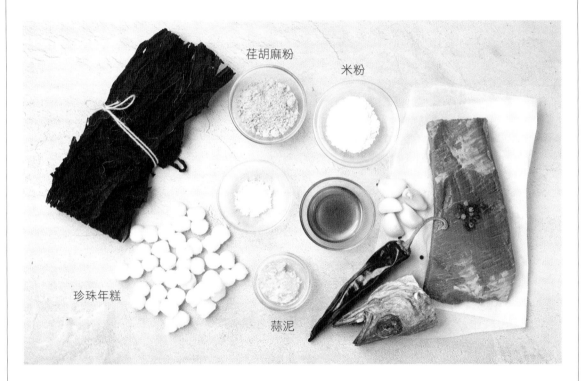

荏胡麻粉
米粉
珍珠年糕
蒜泥

食材	基本海帶湯	荏胡麻粉年糕湯
乾海帶 150g	牛腩 400g	珍珠年糕 400g
蒜泥 1大匙	大蒜 1顆	荏胡麻粉 1大匙
湯用醬油 2大匙	乾辣椒 1根	米粉 1大匙
荏胡麻油 2大匙	胡椒粒 少許	
	水 10杯	

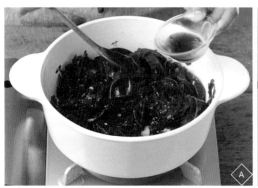 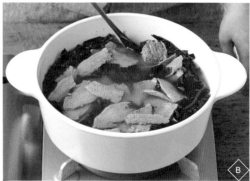

基本的海帶湯

作法

1 將牛腩泡入冷水30分鐘，以去除血水。

2 將海帶泡入水中20分鐘，泡開後並用冷水搓洗幾次，切成適口大小。

3 將海帶湯高湯的材料依分量放入鍋中，用大火煮1小時，再轉成中火加熱。

4 將牛肉撈出切成薄片，湯底用篩子過濾，做成高湯備用。

5 煮海帶湯的鍋中，淋上荏胡麻油，放入泡開的海帶，用中火拌炒。再稍微倒入一點高湯拌炒，釋出白色湯汁時，倒入剩餘的高湯和湯用醬油，用大火煮10分鐘（圖A），加入大蒜，轉成中火煮30分鐘左右。

6 待海帶煮熟變軟時，不夠鹹的話再進行調味，放入切好的牛肉，再繼續煮10分鐘（圖B）。

荏胡麻粉珍珠年糕海帶湯

作法

1 將海帶湯盛入小鍋子中，用中火煮滾（圖1-1），加入荏胡麻
   粉煮約5分鐘（圖1-2）。
2 放入珍珠年糕，再煮5分鐘左右（圖2）。

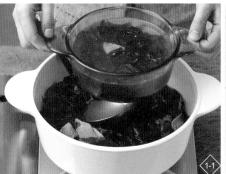 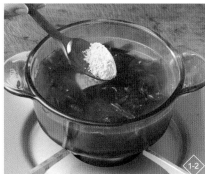 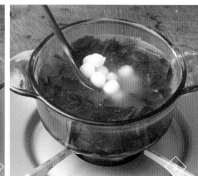

如果已經有煮好的海帶湯，加入荏胡麻粉和年糕一起煮即可。也可以再加入切成適
口大小的馬鈴薯燉煮，就是豐富飽足的一餐。

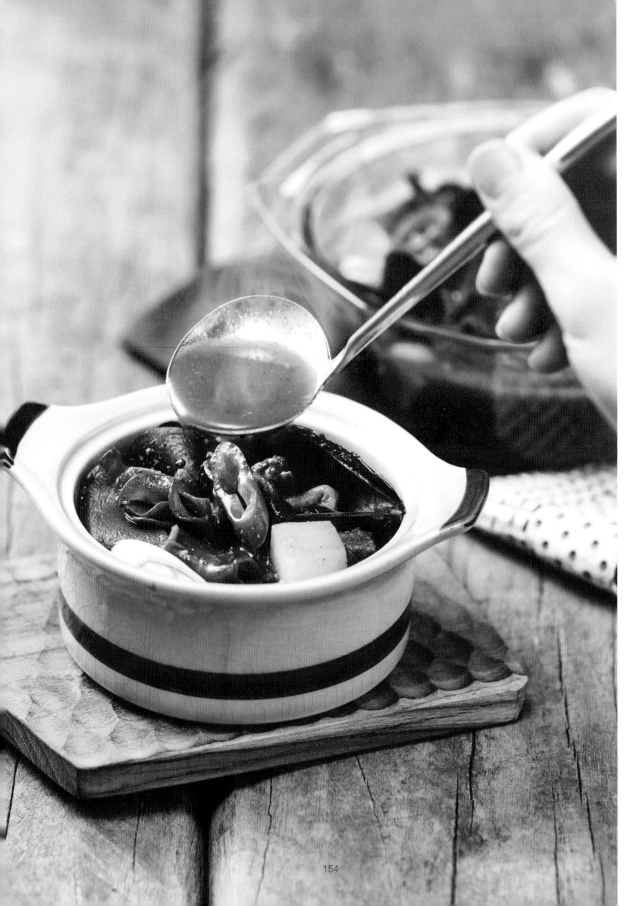

裙帶菜根辣椒醬湯鍋

具有出色抗癌效果的裙帶菜根，是市場乾貨店中很常見的材料，帶有鹹鹹的味道，口感也很不錯。特別推薦這道帶有辣椒醬湯鍋的辣勁，加上裙帶菜根的清爽風味與脆脆的口感所完成的料理。

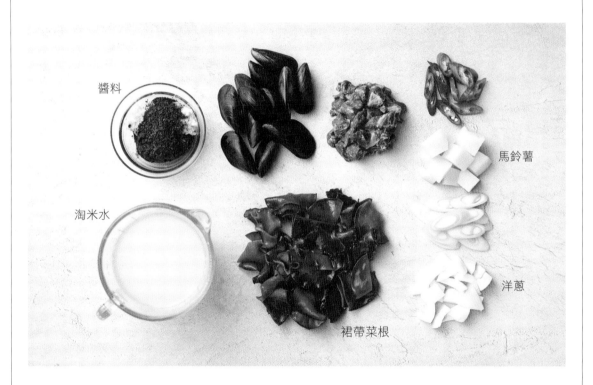

醬料

淘米水

馬鈴薯

洋蔥

裙帶菜根

食材

泡開的海帶 80g
（乾海帶為 15g）
牛腩 75g
淡菜 10顆
馬鈴薯 1顆

洋蔥 50g
大蔥 1/2根
青、紅辣椒 各1/2根
鹽、胡椒粉 各少許

醬料

辣椒醬 1.5大匙
大醬 1/2大匙
辣椒粉 1/2大匙
蒜泥 1/2大匙
薑末 少許

荏胡麻油 少許
湯用醬油 少許
鹽 少許

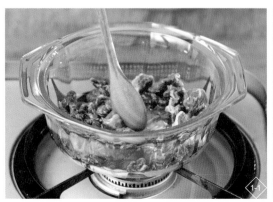 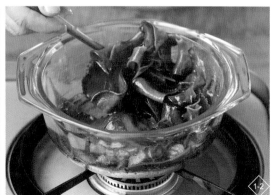

準備

1 裙帶菜根泡入冷水30分鐘泡開後，將雜質挑出，稍微用力搓洗並瀝乾水分，切成適口大小。

2 洋蔥和馬鈴薯切大塊後，馬鈴薯放入冷水中浸泡。

3 牛肉切成方形薄片，用鹽和胡椒粉事先調味，青、紅辣椒與大蔥切成斜片。

海帶用水泡開後，會膨脹至5倍的重量。也可以完全泡開後將水分擰乾，裝入密封容器中冷凍保存，再取出來料理。

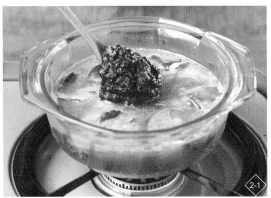 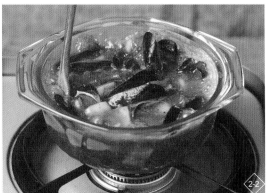

作法

1 先用中火熱鍋，淋上荏胡麻油，先炒牛肉（圖1-1），再放入裙帶菜根拌炒（圖1-2）。

2 當裙帶菜根變得飽滿時，倒入淘米水用大火煮滾，加入醬料、馬鈴薯、洋蔥和淡菜，用中火加熱（圖2-1、2-2）。

3 當食材都煮熟時，加入大蔥和辣椒並調味。

能幫助人體抵抗霧霾的裙帶菜根，做成像炸昆布一樣來品嘗也很不錯。淘米水中有澱粉溶解其中，不僅能讓湯鍋變得濃稠，還有去除腥味的效果。

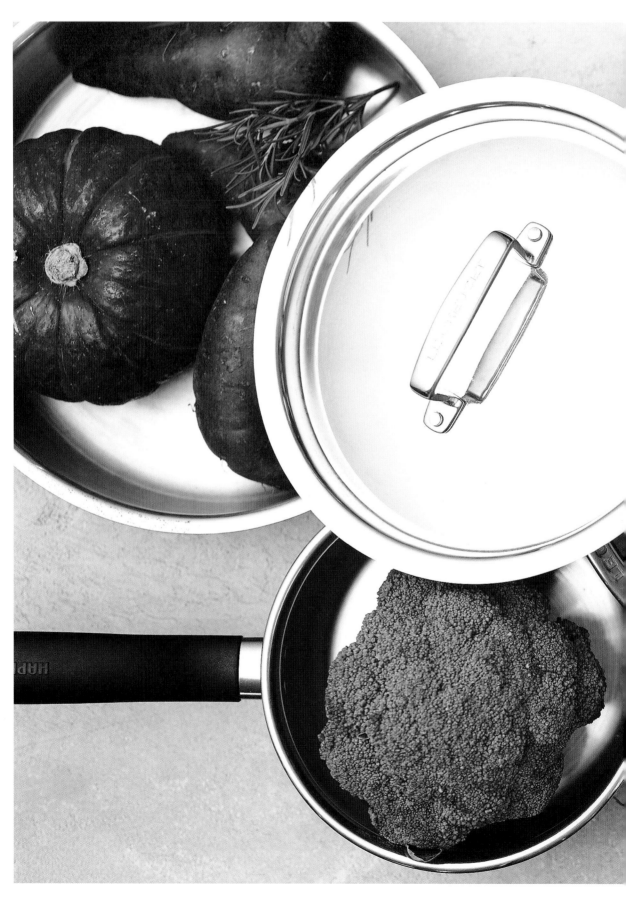

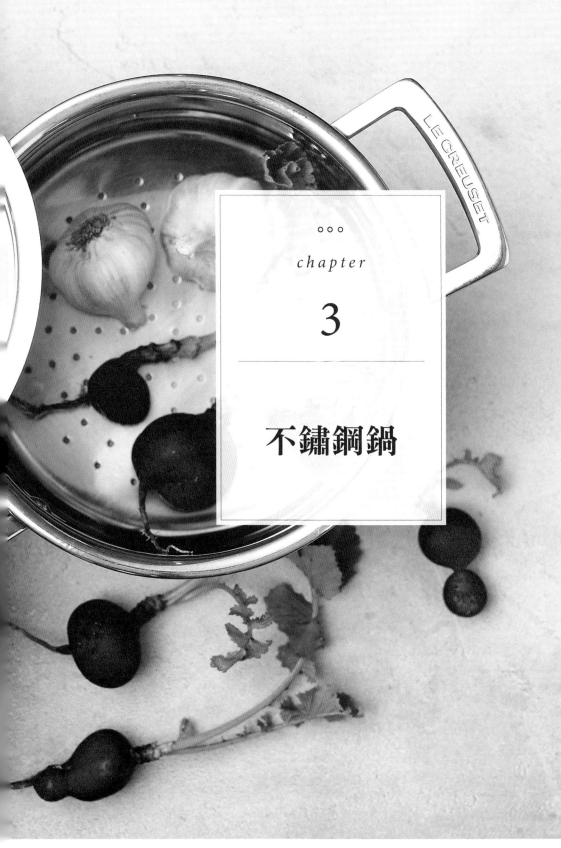

不鏽鋼鍋

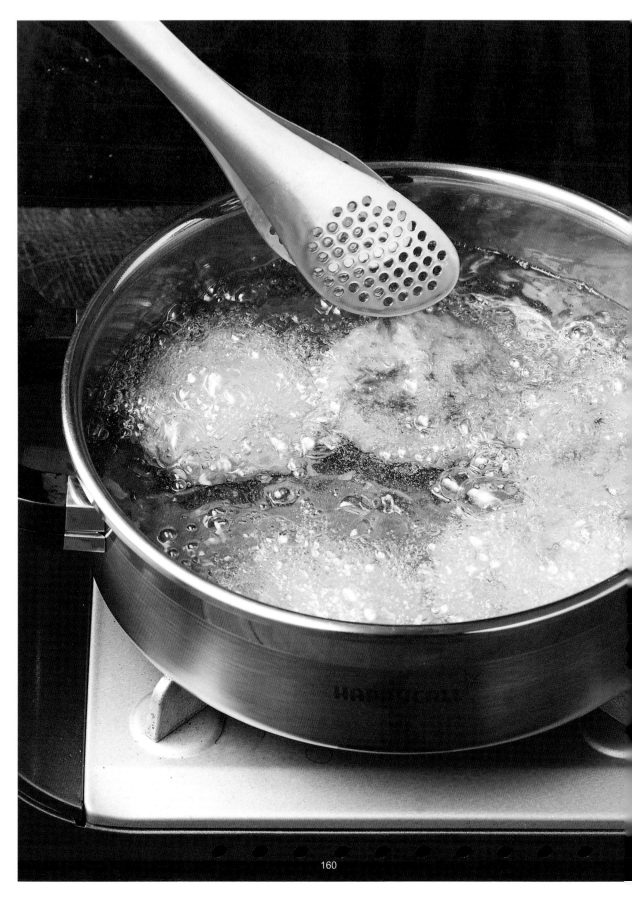

閃閃發亮
堅固不易損壞

不鏽鋼鍋

不鏽鋼鍋的使用壽命長，只要好好保養，幾乎可以用上一輩子。能快速且均勻導熱，可節省烹調時間，鍋子表面也不容易附著腥味或醬料。

第一次使用時，如果要去除新鍋子上的拋光劑或雜質，倒入鍋子一半高度的水，加入一、兩匙的食用醋，用大火煮三至五分鐘，然後在熱水中，加入醋和洗碗精拌勻，用海綿擦拭乾淨即可。

一般人對於不鏽鋼鍋最大的成見就是使用起來很麻煩。新手最容易犯的失誤，就是在還未完全預熱好的狀態下使用，而出現燒焦黏鍋的情況，因此，只要適當地預熱，烹調中即使轉成大火也不會燒焦。預熱的狀態可以用水珠或油測試來確認，用中火熱鍋後，灑上一點水，當水滴不會彈起並凝結成水珠狀時，就表示預熱完成；而油如果均勻散開成王冠的形狀，也代表已經預熱成功。

不鏽鋼鍋使用一陣子後會產生汙漬，此時將一匙的檸檬酸加入鍋中並倒入水，煮三分鐘至沸騰後，用柔軟的洗碗布巾輕輕搓洗即可。如果鍋子燒焦黏鍋，則是加入水、三匙小蘇打粉與二匙過碳酸鈉，煮沸五分鐘後，用菜瓜布擦拭就能輕鬆清除。無需因不鏽鋼鍋燒焦而煩惱，請試著用這個方式來處理吧。

清洗過後，利用乾抹布將水分擦乾，就能保持乾淨不留下水漬。

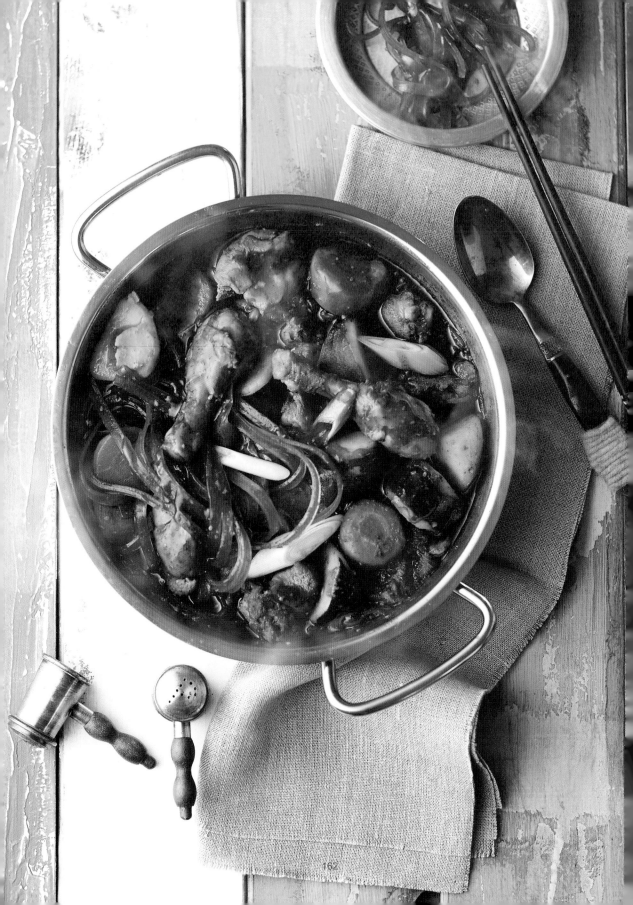

寬冬粉燉雞

比起雞肉，食材中的寬冬粉更讓人瘋狂，是一道用甜甜辣辣的醬油
調味料熬煮成大人小孩都喜愛的料理。豐盛的鍋物，可以說是為了
吃寬冬粉而做成的料理，尤其又以爽口的湯頭更是一絕。

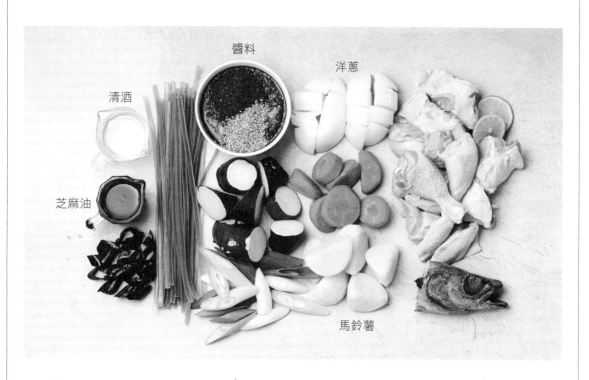

醬料
洋蔥
清酒
芝麻油
馬鈴薯

食材		醬料		雞高湯
燉煮用雞肉 1kg	胡蘿蔔 1根	濃醬油 6大匙	芝麻油 2大匙	熱水 1L
寬冬粉 100g	大蔥 1段	鯷魚魚露 1大匙	芝麻鹽、胡椒粉 各少許	雞湯塊 1塊
乾明太魚頭 1個	乾辣椒 2根	粗辣椒粉 2大匙		
馬鈴薯 1顆	食用油 少許	蒜泥 3大匙		
洋蔥 1顆	清酒 少許	薑末 1大匙		
地瓜 1顆	芝麻油 少許	砂糖 4大匙		

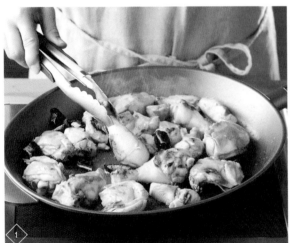

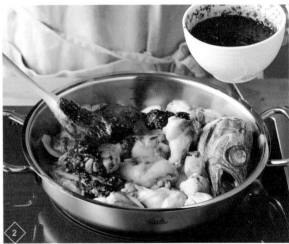

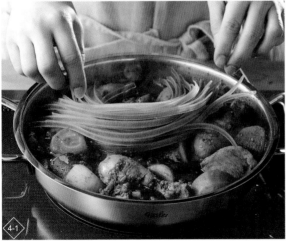

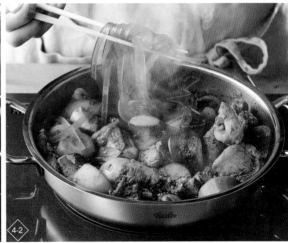

準備

1 將寬冬粉放入冷水中1小時泡開。

2 將切塊的雞肉洗淨，瀝乾水分後，用清酒醃製20分鐘以去除腥味。

3 將馬鈴薯削皮，黏在地瓜表面的雜質清除乾淨，連皮切成大塊。由於地瓜煮熟的時間比馬鈴薯長，要切得比馬鈴薯略小一些。胡蘿蔔與洋蔥一樣切大塊，大蔥則切斜片。

4 依分量將醬料拌好，將雞湯塊放入熱水中溶解，做成雞高湯。

作法

1 鍋中淋上食用油並熱鍋後，放入乾辣椒翻炒出辣辣的香氣後，再放入雞肉將表面煎得焦黃（圖1）。

2 先將洋蔥鋪在鍋底，放入煎過的雞肉、乾明太魚頭、一半的醬料（圖2），倒入高湯至蓋過食材的高度，蓋上鍋蓋以大火煮15分鐘以上，再打開鍋蓋，將泡沫撈除。

3 轉成中火煮10分鐘，等到雞肉煮至八分熟時，放入較硬的蔬菜（地瓜、馬鈴薯），倒入剩餘的醬料，再煮15分鐘。不時要打開鍋蓋稍微翻動攪拌一下。

4 馬鈴薯等蔬菜都煮熟時，加入寬冬粉並再倒入一些熱水（圖4-1），再煮滾一次，冬粉變軟時（圖4-2），放入斜切的大蔥與芝麻油後關火，拌勻後即可上桌。

烹調過程中，有不少情況會需要再多加水，此時，加入熱水會比較好。如果加入冷水，一旦溫度突然下降，就可能會錯過食物完成的重要關鍵，肉類或魚類還有可能會產生腥味。雞肉選購切好的燉煮用雞肉較為方便。冬粉在夏天時，可用稍微溫一點的水來浸泡。

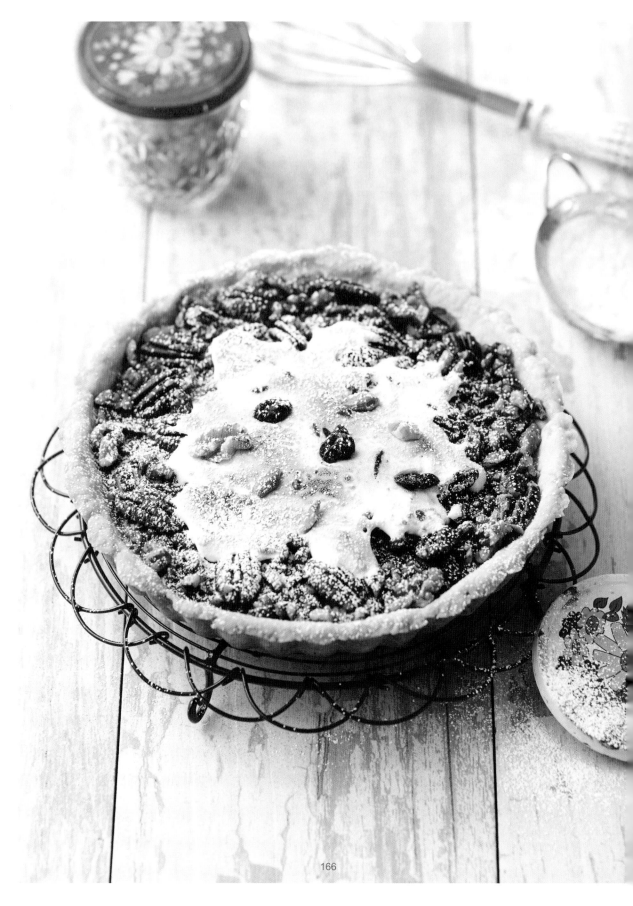

堅果胡桃派

到烘焙坊時，一定曾被胡桃派或核桃派的價格嚇到過吧？價格一點
也不便宜吧？接下來介紹給您在家用鍋子就能簡單完成的食譜。

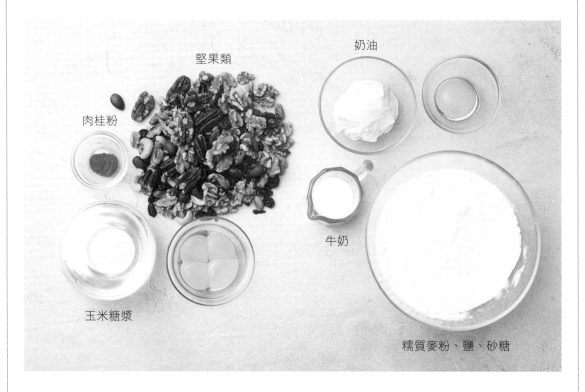

食材

胡桃與核桃 3把
蔓越莓、開心果 1把
蛋黃 4個
砂糖 1大匙
玉米糖漿 70g
肉桂粉 少許

派皮

糯質麥粉 250g
放置室溫下的奶油 80g
蛋黃 1個
牛奶 少許
鹽 5g

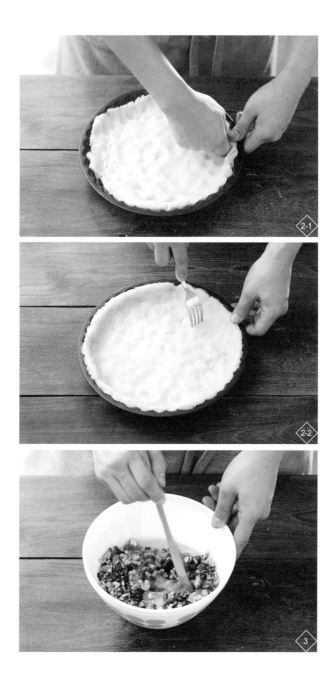

作法

1 將派皮的材料全部加入塑膠袋中，抓拌揉捏成看不到粉末的麵糰狀。

2 將派皮於平底鍋中鋪開，用叉子在派皮上面插洞（圖2-1、2-2）。

3 將胡桃和核桃壓碎成適口大小，和蛋黃、砂糖、肉桂粉、玉米糖漿一起拌勻（圖3）。

4 將步驟3倒在派皮上，用小火烤約40分鐘（圖4）。

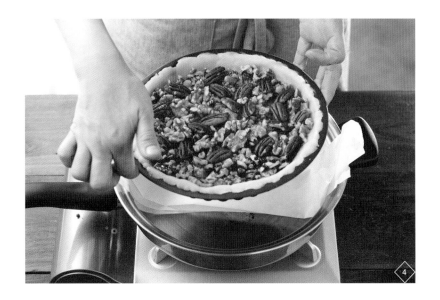

如果略過在派皮上插小孔，派皮就會膨脹起來。也可以使用超市販售的綜合堅果。

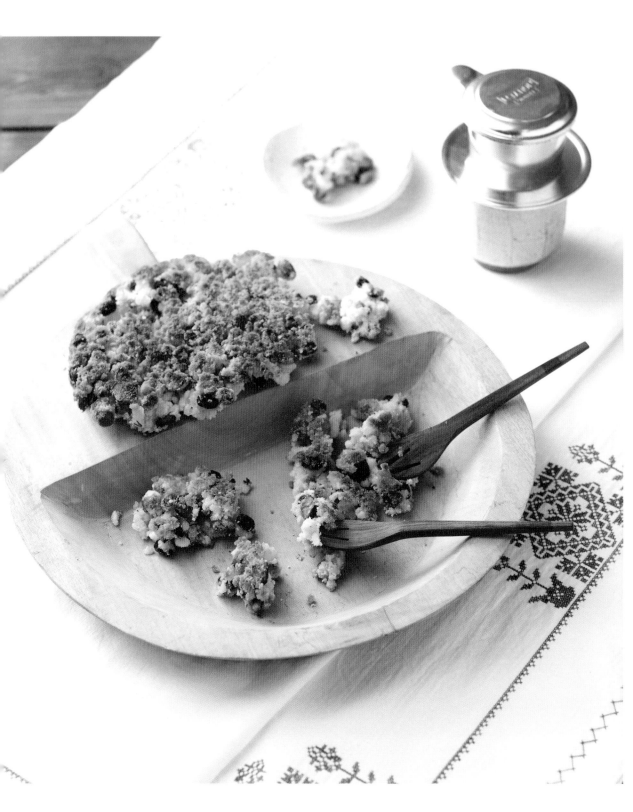

加州糯米蛋糕

表面有奶酥粒的酥脆感，裡層為糯米Q彈口感的糯米蛋糕，是一道
在家也能輕鬆完成的超簡單食譜。無論當成孩子的點心或是長輩的
生日蛋糕，一點都不遜色。

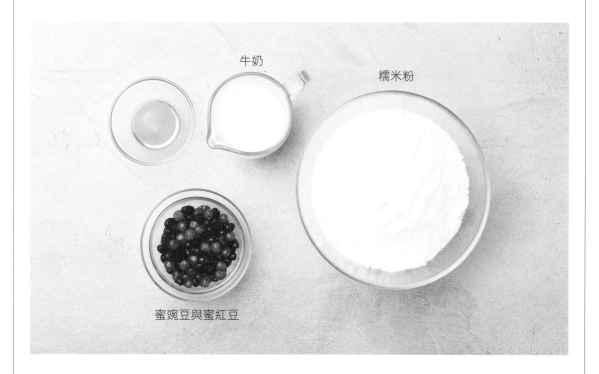

牛奶

糯米粉

蜜豌豆與蜜紅豆

食材

糯米粉 300g
蛋黃 1個
蜜豌豆與蜜紅豆 適量
牛奶 30ml
食用油 少許

作法

1 碗中放入糯米粉、蛋黃和牛奶拌勻（圖1-1），麵糰不要太稀，用手抓起來時，要稍微黏成糰即可（圖1-2）。

2 放入蜜紅豆與蜜豌豆（圖2）。

3 用大火熱鍋，淋上食用油並均勻塗開，放入麵糰，將上表面均勻鋪開，轉成小火烤約30分鐘（圖3）。

4 翻面再繼續烤5分鐘。

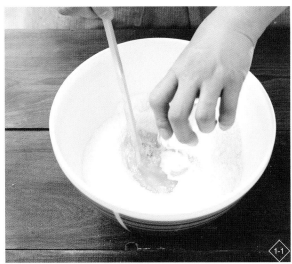

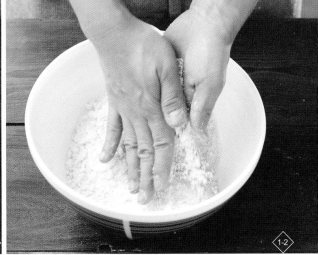

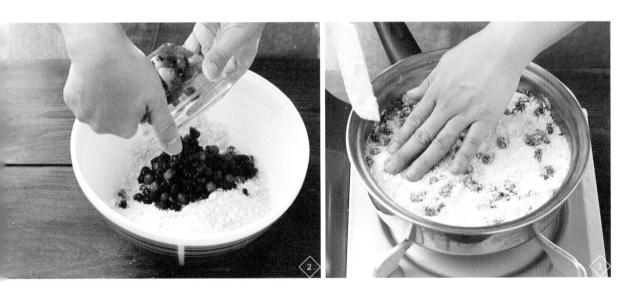

要先熱好鍋並淋上油後，再放入糯米粉麵糰，才不會黏鍋。

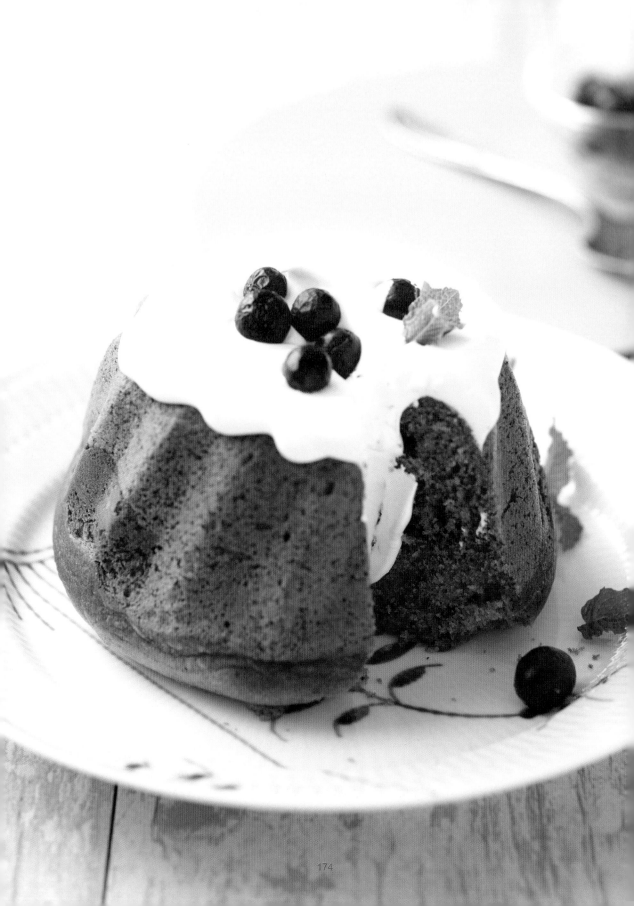

大麥粉伯爵茶蛋糕

用含有豐富膳食纖維的大麥粉製作，再增添伯爵茶的香氣，所完成
的味道香濃與風味絕佳的蛋糕。推薦給不適合食用麵粉的人品嘗。

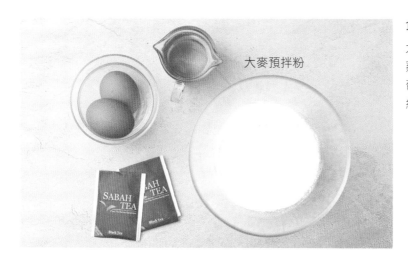

大麥預拌粉

食材

大麥預拌粉 100g
雞蛋 2個
葡萄籽油 35g
紅茶茶包 2個

作法

1 將雞蛋打散，加入大麥預拌粉、奶油和葡萄籽油拌勻，拌成有點稀的麵糊（圖1）。

2 將油塗抹在蛋糕模內緣，倒入麵糊（圖2-1、2-2），放入鍋中並蓋上鍋蓋，以中小火烤約40
分鐘。

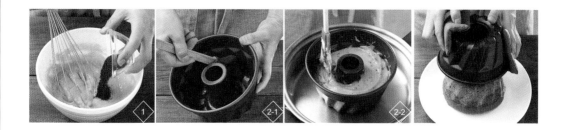

由於麵糊會膨脹起來，倒至蛋糕模的2/3即可。烤好後用筷子試著插入看看，如果
沒有沾上麵糊，就表示烤熟了。

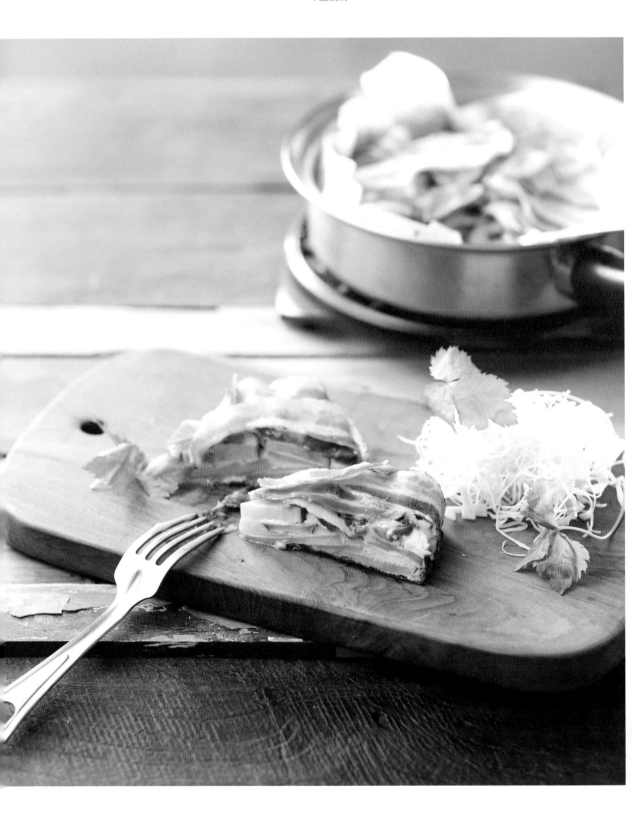

法式馬鈴薯蛋糕

法國到了葡萄收穫期就會品嘗這道名為Vendangeur的料理，雖然一般人對這個名字有些陌生，不過其實它是一道作法簡單、風味高級的法式馬鈴薯蛋糕。用培根包覆馬鈴薯與櫛瓜所完成的料理，原本的風味會較油膩，因此加入辣椒來做調整。

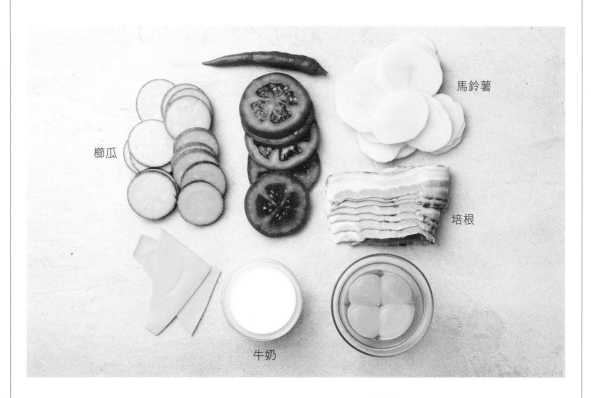

馬鈴薯

櫛瓜

培根

牛奶

食材

培根 10片	青陽辣椒 1根
馬鈴薯 1又1/2顆	起司 2片
櫛瓜 1/2條	牛奶 5大匙
番茄 1顆	鹽、香草 各少許
雞蛋 4個	

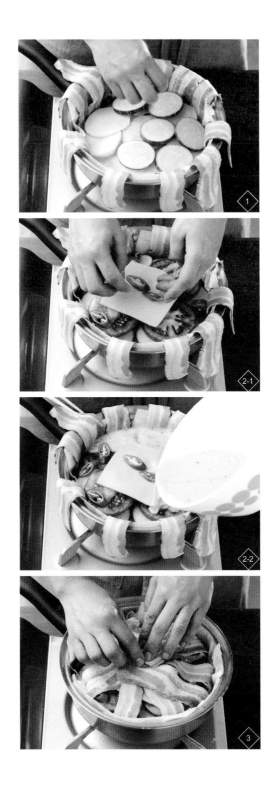

準備

1 馬鈴薯、櫛瓜和番茄切成相同厚度,馬鈴薯泡入水中,以去除澱粉,辣椒切成斜片。

2 將雞蛋打散,加入鹽和牛奶拌勻。

作法

1 將烘焙紙鋪在鍋中,整齊地擺上培根(圖1)。

2 再依序放上馬鈴薯、櫛瓜、番茄、起司,倒入蛋液,擺上斜切的辣椒(圖2-1、2-2)。

3 將擺好的培根蓋上,以中小火加熱約30分鐘(圖3)。

如果不先鋪烘焙紙,直接放入培根,可能會燒焦黏鍋,最好一定要鋪上烘焙紙。

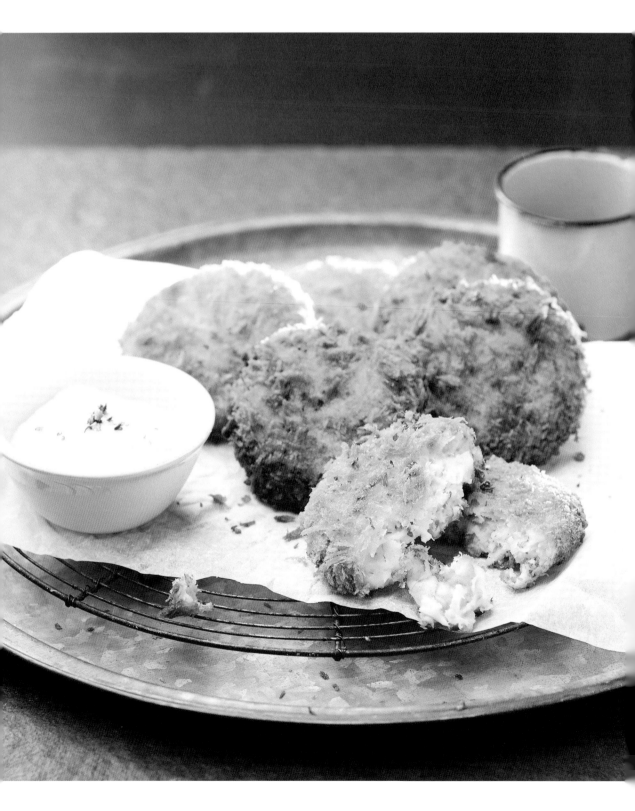

鱈魚鮮蝦可樂餅

不想吃冷凍炸物，懷念滿嘴的香氣四溢時，試做看看這道用肥美鮮蝦肉與軟嫩鱈魚做成的金黃可樂餅吧，享受香噴噴的油炸酥脆可樂餅時光。

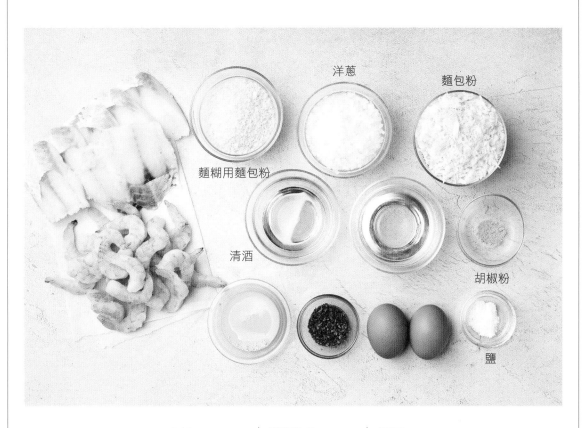

洋蔥

麵包粉

麵糊用麵包粉

清酒

胡椒粉

鹽

食材	鮮蝦醃料	麵糰	
鱈魚肉 200g	清酒、胡椒粉 各少許	麵包粉 2/3杯	麵衣
鮮蝦肉 400g		洋蔥 1顆	雞蛋 2個
炸油 適量		巴西里末 1大匙	麵包粉 1杯
		鹽、胡椒粉 各少許	
		雞蛋 1個	

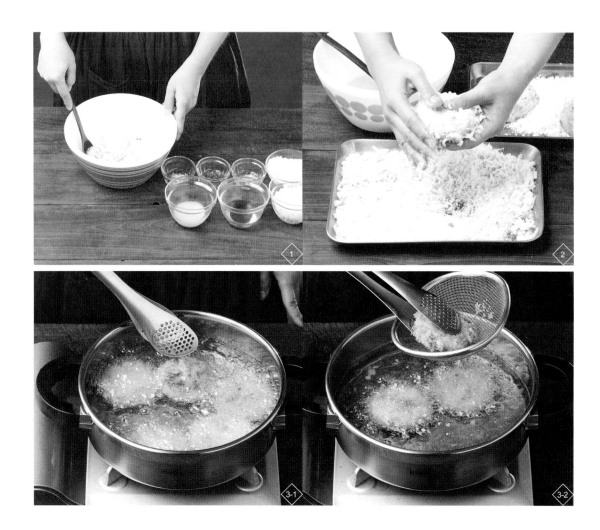

準備

1 蝦子去殼並挑除腸泥後，加入清酒和胡椒粉，放入冷藏室醃製30分鐘，再切成小丁。

2 將鱈魚肉放入攪拌機中絞碎，做成滑順的泥狀。

3 洋蔥切碎。

作法

1 碗中放入蝦鮮、鱈魚、麵包粉、洋蔥末、蛋液、巴西里末、鹽和胡椒粉，仔細揉捏拌勻，再捏成扁圓狀（圖1）。

2 沾上蛋液，再均勻裹上麵包粉，放入冰箱冷凍30分鐘定型（圖2）。

3 將炸油倒入鍋中，待油變熱後，放入準備好的可樂餅，油炸至呈金黃色為止（圖3-1、3-2）。

由於內餡較軟，捏好形狀後，先放入冰箱冷凍30分鐘定型，再入鍋油炸形狀就不會散開。將冷凍芒果和優格放入攪拌機，打成芒果沾醬，搭配食用會更有風味。

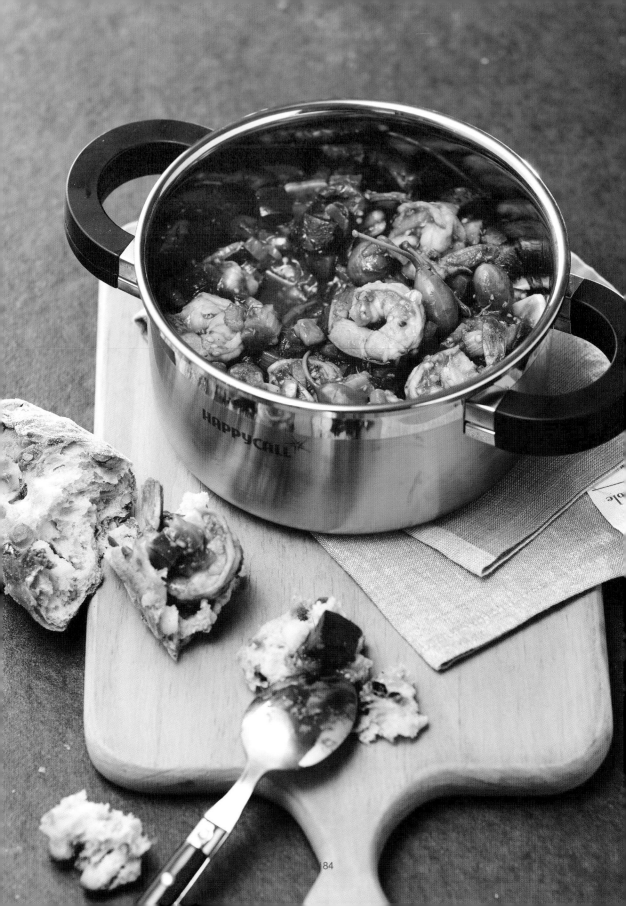

義式西西里島燉菜

西西里島燉菜（Caponata）為義大利的代表料理之一，就如同義大利人吃的配菜一般。雖然和韓國的配菜文化有些不同，但將西西里島燉菜做各式各樣的變化，當成義大利麵的醬汁，或是搭配麵包一起品嘗也很美味。

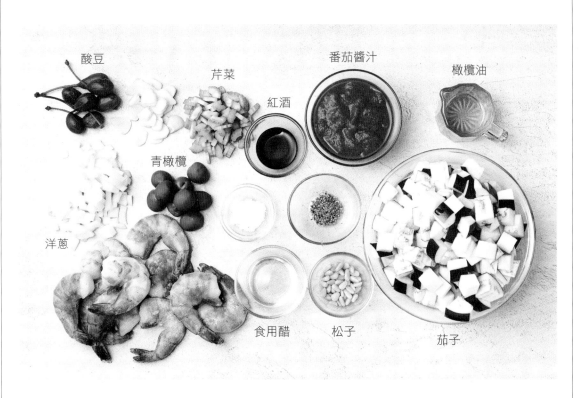

食材

蝦子（中）10隻	芹菜 20g	食用醋 2大匙
茄子 3條	酸豆 1大匙	橄欖油 適量
洋蔥 1/4顆	大蒜 4瓣	鹽、胡椒粉 各少許
番茄醬汁 200g	松子 1大匙	
青橄欖 6顆	紅酒 1大匙	

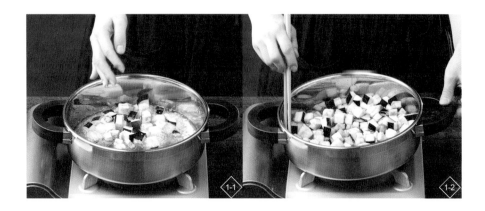

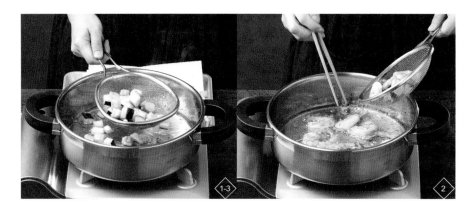

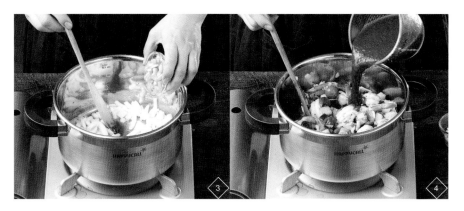

準備

1 蝦子去殼並挑除背部的腸泥。

2 茄子切成2立方公分大小的方塊，稍微泡一下水去除苦味，瀝乾水分。洋蔥和芹菜切小丁，大蒜切片。

作法

1 將足夠分量的油倒入鍋中，用大火加熱後，放入茄子像油炸一樣炒出香氣，再放在篩子上瀝乾油分，盛在一旁備用（圖1-1、1-2、1-3）。

2 在炸過茄子的鍋子中，放入蝦子像油炸一樣拌炒，炒熟之後取出（圖2）。

3 留下約1大匙的油，將大蒜片炒香，再放入洋蔥和芹菜拌炒，最後放入酸豆和青橄欖（圖3）。

4 放入炒過的茄子、蝦子和番茄醬汁煮滾，加入胡椒粉、紅酒、食用醋，蓋上鍋蓋並轉成小火加熱2分鐘，關火後靜置10分鐘。在這個過程中，可以讓食材的味道和香氣融合在一起（圖4）。

像油炸一樣將茄子拌炒出香氣，是烹調時的重點，由於茄子的水分較多，油炸時請小心。
雖然和法國家常料理中的燉菜──普羅旺斯雜燴（Ratatouille）有些類似，但茄子用油炸處理則為義大利式的做法，炒茄子時很會吸油，需要加入不少的油。

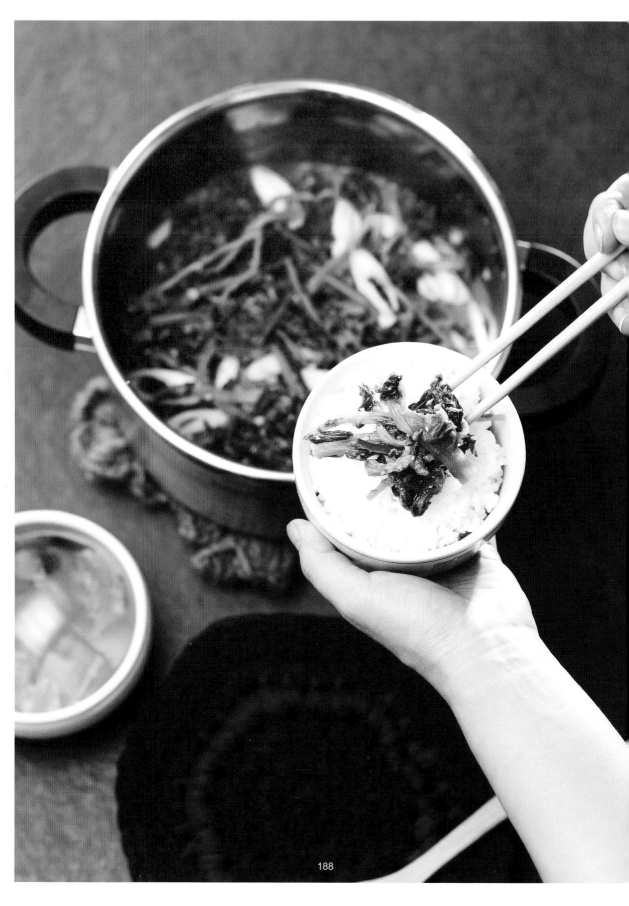

蘿蔔葉炒牛肉絲

水煮或汆燙乾蘿蔔葉時，散發出的濃郁菜乾味雖然有點難聞，但在
凍成一片的冬日，只要想到能加入排骨湯中來品嘗，就讓人打從心
裡暖了起來。大方地加入牛腩肉絲一起拌炒，再加入一勺辣椒醬快
速拌勻，吃完整個人都熱呼呼、元氣百倍了呢！

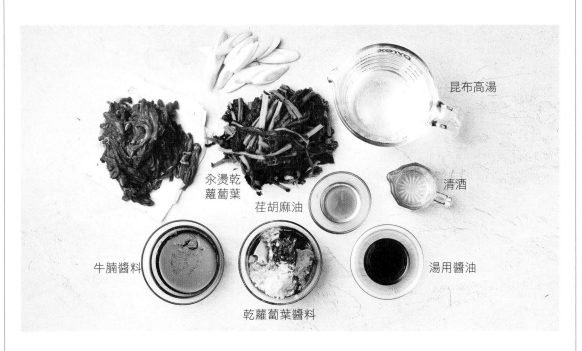

昆布高湯

清酒

汆燙乾
蘿蔔葉

荏胡麻油

牛腩醬料

湯用醬油

乾蘿蔔葉醬料

食材	牛腩醬料	乾蘿蔔葉醬料
牛腩 250g	醬油 2大匙	大醬 4大匙
汆燙乾蘿蔔葉 500g	清酒 1大匙	辣椒醬 1大匙
大蔥 1段	砂糖 1大匙	蒜泥 2大匙
荏胡麻油 2大匙	芝麻油 1大匙	薑末 少許
湯用醬油 2大匙	胡椒粉 少許	荏胡麻油 3大匙
昆布高湯 3杯		

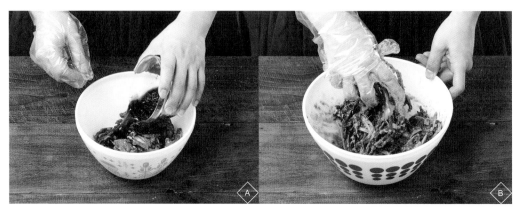

牛腩進行調味   乾蘿蔔葉進行調味

準備

1 去除好血水的牛腩，依紋路切成絲，放入醬料中抓拌（圖A）。

2 放入熱水中煮過的乾蘿蔔葉，將表面薄薄的粗皮去掉，洗淨後瀝乾水
分，再放入醬料中抓拌（圖B）。

3 蔥切成斜片。

煮乾菜葉時散發出的獨特味道，可用淘米水稍微汆燙，味道就會消失。煮過的乾蘿
蔔葉，要將表面薄薄的粗皮去掉，吃起來會更軟嫩。

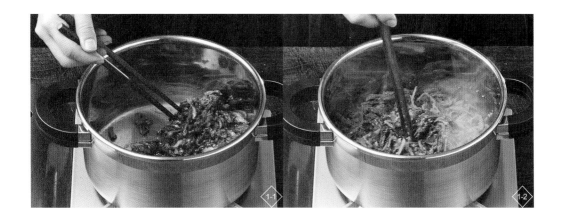

作法

<u>1</u> 將荏胡麻油淋入鍋中，用稍微大一點的火拌炒牛肉（圖1-1），放入調味好的乾蘿蔔葉拌炒。將火轉成中火，每次炒到乾蘿蔔葉的水分快蒸發時，加入一些昆布高湯再炒（圖1-2）。

<u>2</u> 牛肉和乾蘿蔔葉炒到差不多快好的程度時，倒入剩下的昆布高湯，用大火煮5分鐘，待乾蘿蔔葉變軟煮熟時，再用小火煮20分鐘，使醬料完全入味。

<u>3</u> 湯汁收乾變濃稠時，關火，放入切斜片的蔥、荏胡麻油、芝麻即可。

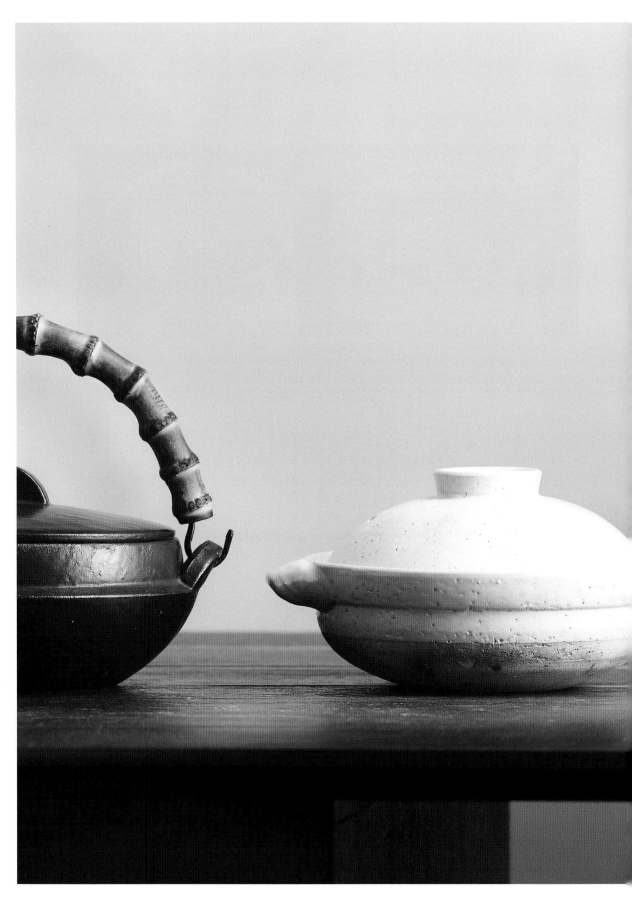

○○○○

chapter

4

砂鍋

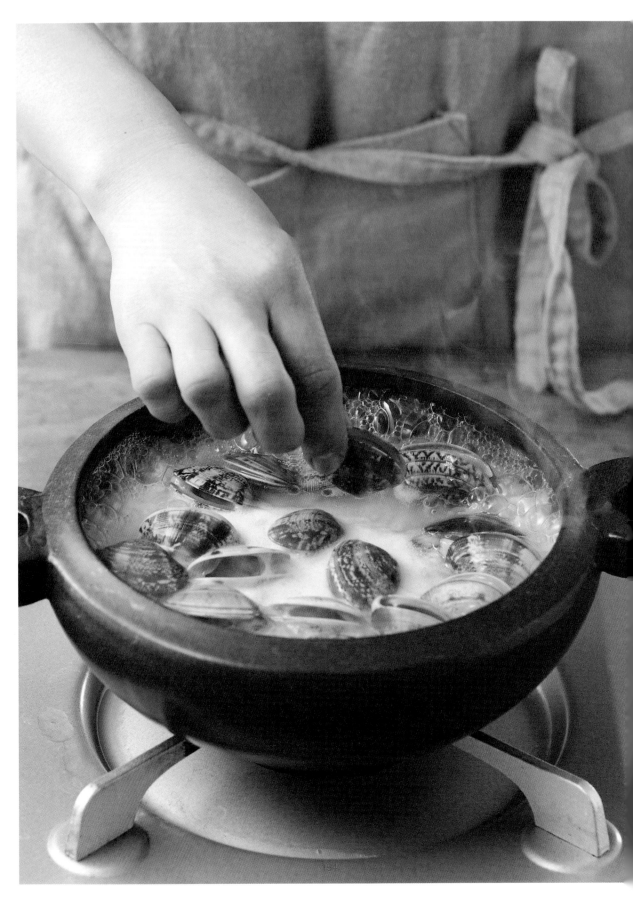

帶有樸實
且自然感的溫潤質地

砂鍋

砂鍋是用黏土捏製後窯燒製成的陶器,由於厚實且蓄熱性佳,具遠紅外線效果能將食物燉煮得更美味、軟嫩。除了放在爐火上加熱,也可以用在烤箱、微波爐和電磁爐。

剛買來的陶鍋為容易吸水的狀態,如果直接拿來烹調,香味和味道會附著在陶鍋上,因此第一次使用時,要先煮白粥,讓米漿滲入陶鍋上的隙縫中,並填滿隙縫,就能預防水分從外鍋底滲出。在鍋底滲水的狀態下,如果直接生火加熱,可能會造成鍋子破裂。

砂鍋無法烹調炸物、油炸類等需要用油做的料理,因為鍋子一旦吸入油之後,會變得異常高溫,或會有滲出油的疑慮。如果吸附了食物的味道,可以倒入大量水和一些茶葉渣,用爐火加熱十分鐘後靜置一陣子,就能去除味道;如果出現霉味,則是加入大量水和二至三大湯匙左右的醋,同樣地煮滾後再靜置一陣子。

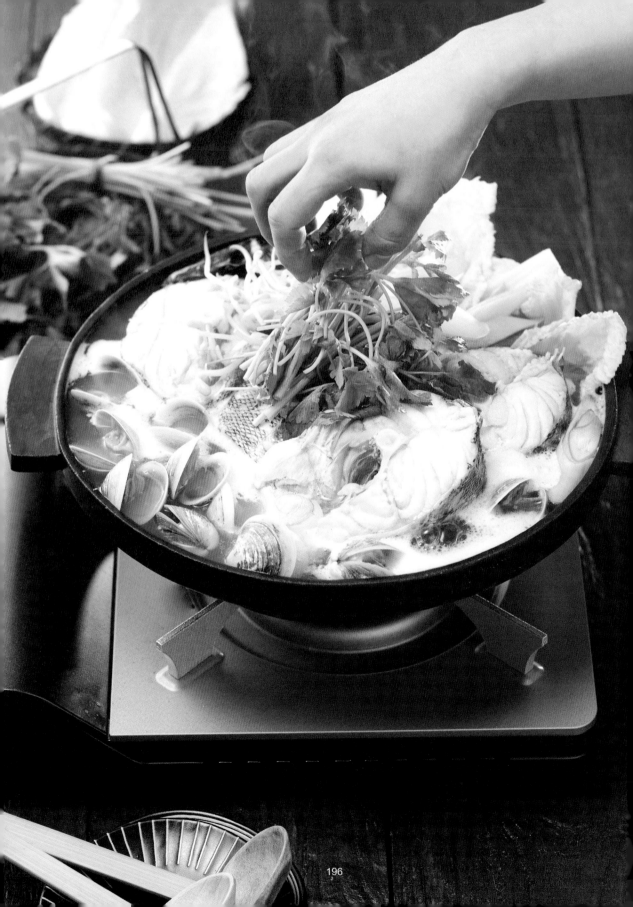

蛤蜊鱈魚清湯

鱈魚清湯就是要有清爽的湯頭，加上滿嘴肥美的魚肉一起品嘗才夠味。就用冬天鮮美的鱈魚與清爽湯頭來當主角，加入大量的蛤蜊作為搭配的配角，來完成豐盛的餐桌。

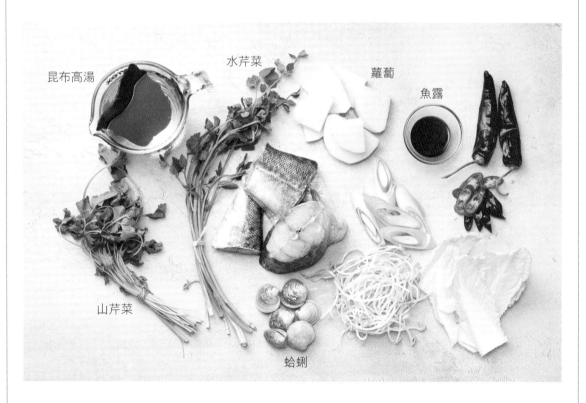

昆布高湯　水芹菜　蘿蔔　魚露　山芹菜　蛤蜊

食材		湯汁調味料
鱈魚（中）1尾	白菜葉 7片	昆布高湯 1L
蛤蜊 6顆	大蔥 1段	魚露 1大匙
蘿蔔 1/2棵	水芹菜、山芹菜 各少許	乾辣椒 2根
黃豆芽 1/3包	青陽辣椒 1根	鹽、胡椒粉 各少許

準備

1 將洗淨的蛤蜊裝入碗中，倒入鹽水，用黑色塑膠袋或鋁箔紙蓋好，靜置30分鐘讓蛤蜊吐沙。

2 將蘿蔔的邊角修圓，放入滾水中汆燙（圖A）。

3 鱈魚去除魚鰭和魚鱗後，切成4塊。將1大匙的清酒加入滾水中，放入處理好的鱈魚汆稍微燙，馬上撈起再用冷水漂洗，汆燙鱈魚的高湯要另外留起來（圖B）。

4 將水芹菜和山芹菜切成5公分長，黃豆芽處理好備用，白菜切長片。

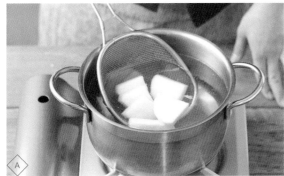

A 汆燙蘿蔔

B 汆燙鱈魚

先將鱈魚汆燙過一次再使用，肉質會較有彈性，料理時也不會產生泡沫或腥味。

作法

<u>1</u>　將汆燙過的蘿蔔鋪在鍋中（圖1-1），汆燙過的鱈魚、蛤蜊、白菜、黃
　　豆芽、大蔥、乾辣椒，繞著鍋子排放得整齊美觀，倒入汆燙蘿蔔和鱈魚
　　的昆布高湯，用大火煮滾，並將浮出來的泡沫撈除（圖1-2）。

<u>2</u>　鱈魚高湯煮滾時，轉成中小火，不夠鹹的話，再加入鹽調味。

<u>3</u>　放入水芹菜和山芹菜即完成。

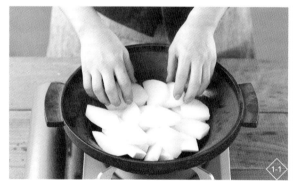
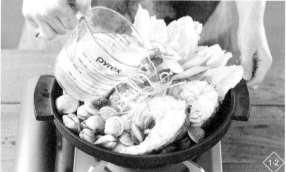

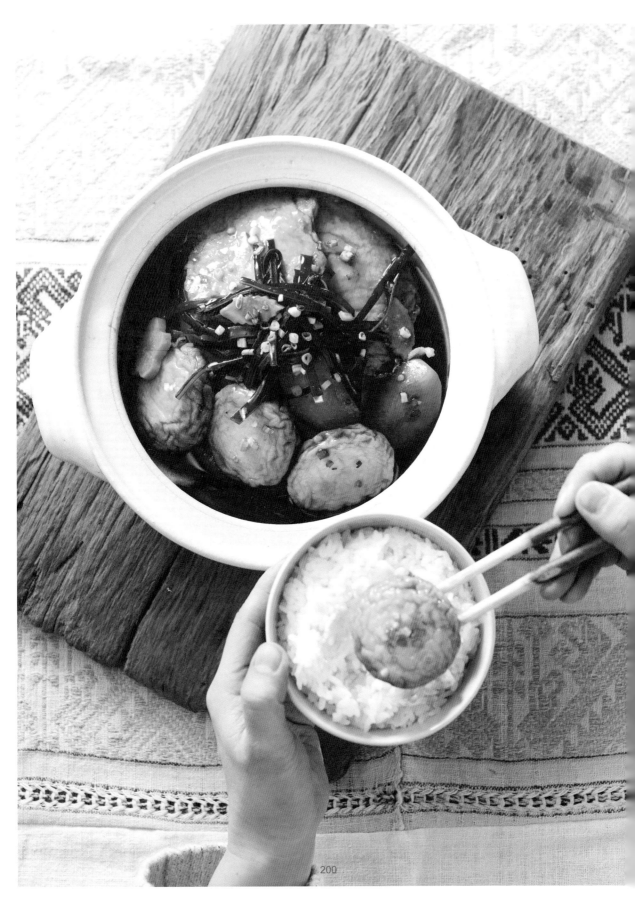

和風白蘿蔔燉魚板

愛吃蘿蔔的我，甚至吃燉魚時也只會挑蘿蔔來吃，為了可以盡情地
品嘗蘿蔔，又同時能喝到暖呼呼的湯，試著做這道加入大量蘿蔔的
白蘿蔔燉魚板吧。

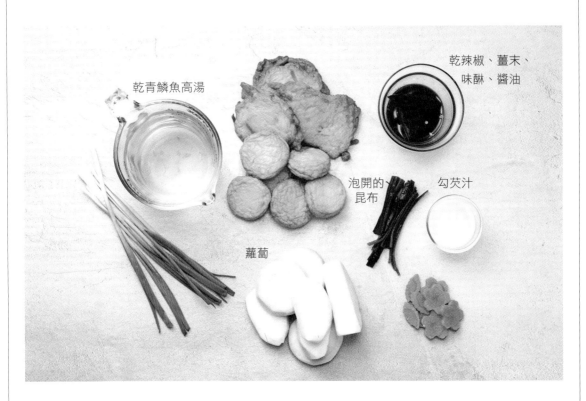

乾青鱗魚高湯

乾辣椒、薑末、
味醂、醬油

泡開的
昆布

勾芡汁

蘿蔔

食材

蘿蔔 1/4棵　　泡開的昆布 10×10cm 1片
圓形魚板 4塊　　細蔥 少許
胡蘿蔔 1/2根　　芝麻油、蜂蜜 各少許

調味湯汁

乾青鱗魚高湯 2杯　　薑末 10g
醬油 2大匙　　乾辣椒 1根
味醂 2大匙　　勾芡汁 1大匙

準備

<u>1</u>　將太白粉和水以1：2.5的比例混合，做成勾芡汁。

<u>2</u>　蘿蔔切成厚1公分的圓塊，太大的話，先斜切一半，再將邊角修圓。

<u>3</u>　胡蘿蔔用模型壓出各種形狀，或是切成薄片，細蔥切碎，泡開的昆布切
　　成絲。

作法

<u>1</u>　將乾平底鍋稍微加熱，放入蘿蔔以中小火煎5分鐘（圖1），出現焦黃色
　　澤時，再轉成中火，慢慢倒入調味湯汁，將蘿蔔煮熟。

<u>2</u>　將步驟1的蘿蔔鋪在鍋中，倒入剩下的調味湯汁燉煮（圖2-1），待蘿蔔
　　煮至一定程度且上色後，轉成小火，放入魚板和昆布絲，一邊用湯匙將
　　湯汁澆淋上去，一邊燉煮至湯汁變少為止（圖2-2、2-3）。

<u>3</u>　加入1匙的勾芡汁與蜂蜜，再繼續煮5分鐘。

<u>4</u>　拌入芝麻油和蔥花。

水分含量多的蘿蔔，熟了之後很容易散開，將表面先用乾鍋煎過，便能維持原有口感。帶有
甜味的燉煮料理，和甜甜的乾青鱗魚高湯非常搭配。先加熱較不容易煮熟的食材，再依序放
入其他食材，就能維持一致的口感。

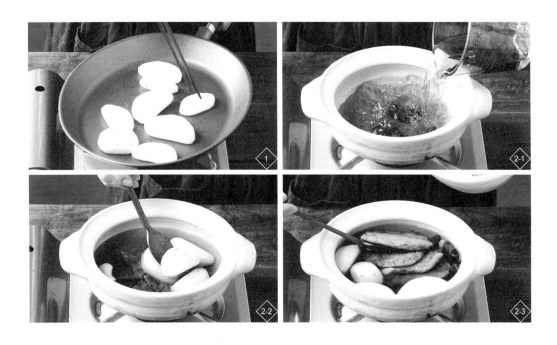

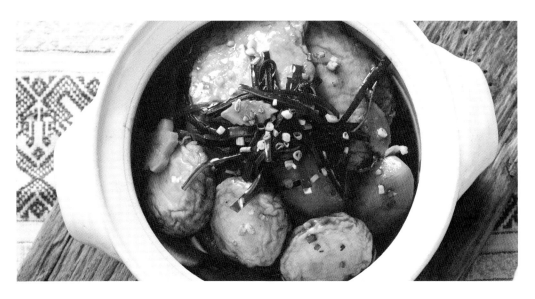

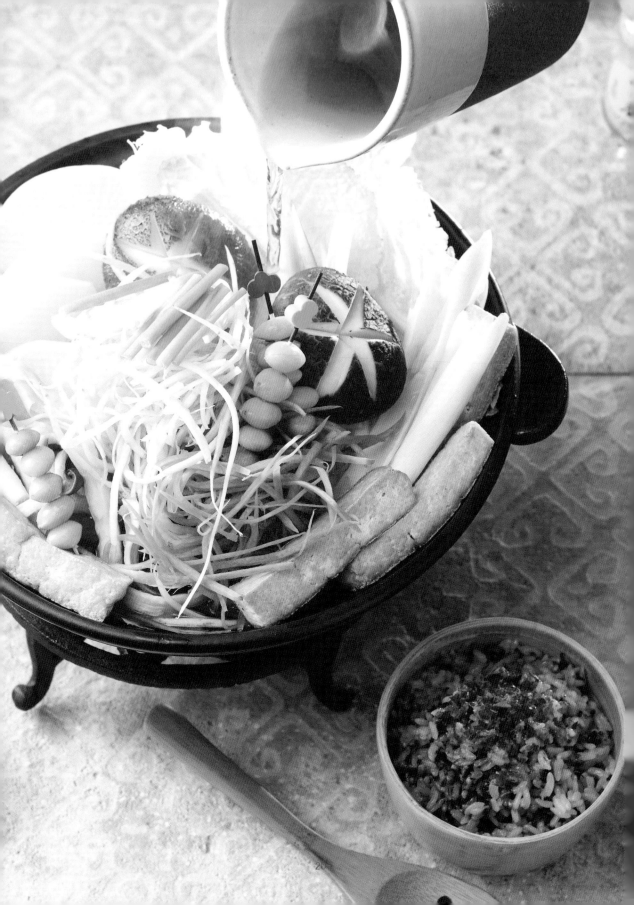

牛蒡爽口火鍋

只要是少了牛蒡的飯卷就不想入口，可見我有多麼偏愛這個食材。
牛蒡雖然外形長得像樹枝一樣，但味道卻如同雲朵一般溫和，且帶
有高級的香氣。潮濕多雨的日子裡，特別推薦這道暖呼呼的爽口鍋
物料理。

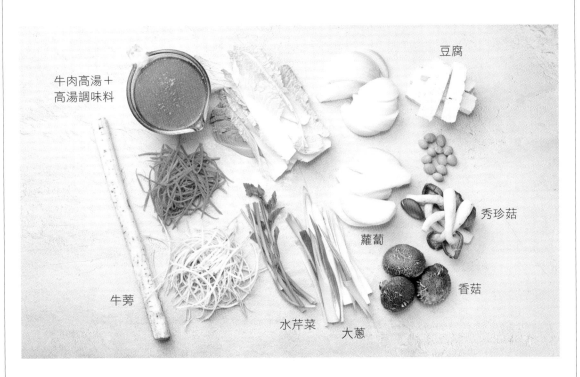

牛肉高湯＋
高湯調味料

豆腐

秀珍菇

蘿蔔

香菇

牛蒡

水芹菜

大蔥

食材		牛肉高湯	高湯調味料	醬汁
牛蒡 1段	胡蘿蔔 1/4根	水 1.5L	高湯 4杯	濃醬油 3大匙
豆腐 1/2塊	洋蔥 1顆	牛腩 300g	湯用醬油 1大匙	山葵 1大匙
秀珍菇 50g	大蔥 1段	昆布 10×10cm 1片	清酒 1大匙	柚子醬 1/2大匙
香菇 3朵	銀杏10顆	大蒜 10瓣		
天津大白菜 100g	水芹菜 少許	乾辣椒 1根		
蘿蔔 200g		胡椒粒 少許		

準備

1 將整塊牛腩泡入冷水中30分鐘，去除血水後，放入高湯的材料煮滾後，
  將牛肉取出切好備用。

2 蘿蔔切成半圓形，並將邊角修圓後，放入高湯中，煮至變成透明為止，
  再撈出備用（圖A）。

3 在取出蘿蔔的高湯中，加入高湯調味料。

4 將豆腐切成手指大小，用廚房紙巾輕壓以去除水分，放入有少許荏胡麻
  油的平底鍋中煎烤。

5 牛蒡利用刨絲刀刨成細絲，泡入冷水（圖B）；胡蘿蔔也利用刨絲刀刨
  成細絲。

6 洋蔥切大塊，大蔥切成長斜片，蘿蔔切成半圓形並將邊角修圓，白菜依
  長度切成長片，香菇切大塊。

作法

1 將煮過的蘿蔔和洋蔥鋪在鍋中，準備好的食材繞著鍋子排放整齊，倒入
  調味好的高湯，用大火煮滾（圖1）。

2 煮滾後，轉成小火，再一邊煮一邊品嘗。

容易產生褐變現象的牛蒡，切成絲後，泡入加有1～2滴食用醋的冷水中再烹調，就能預防褐
變。如果燉煮料理或火鍋中有蘿蔔時，先將蘿蔔煮熟至一定程度再加入會比較好。

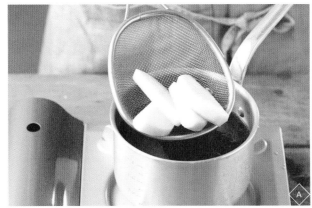

A 煮蘿蔔

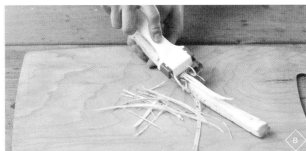

B 切牛蒡絲

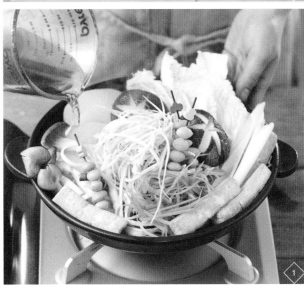

1

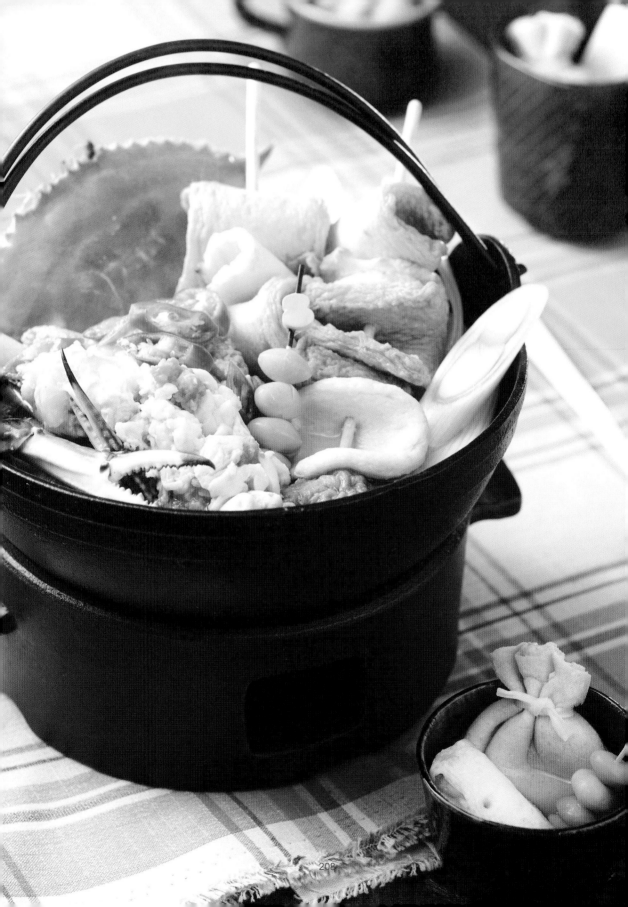

花蟹魚板湯

在烤排骨餐廳吃到的大醬湯鍋,您知道其中的祕訣就是加了「一隻蟹腳」嗎?花蟹是能提升鮮甜爽口風味的天然調味料。先將吃起來不方便的蟹肉挖出來,做成爽口帶有辣勁的魚板湯,很適合在吹著冷風的晚上當成晚餐菜單。

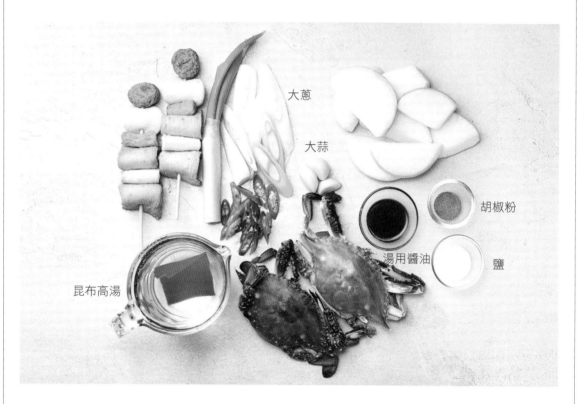

大蔥

大蒜

胡椒粉

湯用醬油

鹽

昆布高湯

食材

花蟹 2隻　　　　　青陽辣椒 2根
魚板 1包　　　　　湯用醬油 1小匙
蘿蔔 1/2棵　　　　鹽、胡椒粉 各少許
大蔥 2段　　　　　昆布高湯 5杯
大蒜 3瓣

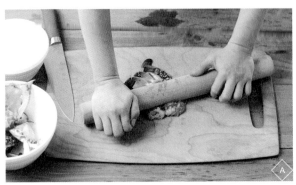 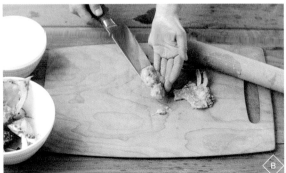

挖出蟹肉

準備

<u>1</u> 蘿蔔切成大塊並修整邊角,放入昆布高湯中汆燙,再取出備用。

<u>2</u> 魚板放入滾水中稍微汆燙,以去除油分,再用竹籤串起來。

<u>3</u> 辣椒和大蔥切斜片。

<u>4</u> 將沾在花蟹表面上的雜質洗淨,打開肚子清除內臟後,切成一半。將切半的花蟹,用木棍從蟹腳往蟹身方向推擠,取出蟹肉(圖A、B)。

花蟹的蟹腳因為太硬吃起來很費力,可以剝下蟹腳放冰箱冷凍保存,再加入泡麵或大醬湯鍋中,增添濃郁爽口的味道。

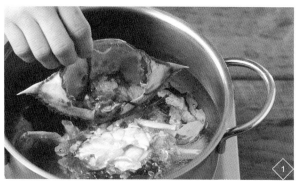 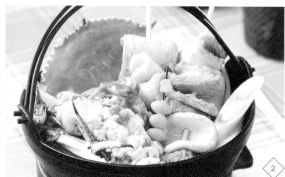

作法

1 將昆布高湯倒入鍋中，放入剝好肉的蟹殼，用大火煮滾（圖1）。

2 湯汁煮滾後，放入汆燙好的蘿蔔、魚板和整顆大蒜，用中火煮至蘿蔔變得透明時，用鹽和大醬調味，再加入挖好的蟹肉，煮5分鐘當蟹肉變硬時，就可以關火（圖2）。

3 放上切成斜片的青陽辣椒和大蔥。

如果放入切碎的大蒜，湯汁會變得混濁，請放入整顆大蒜來取代。

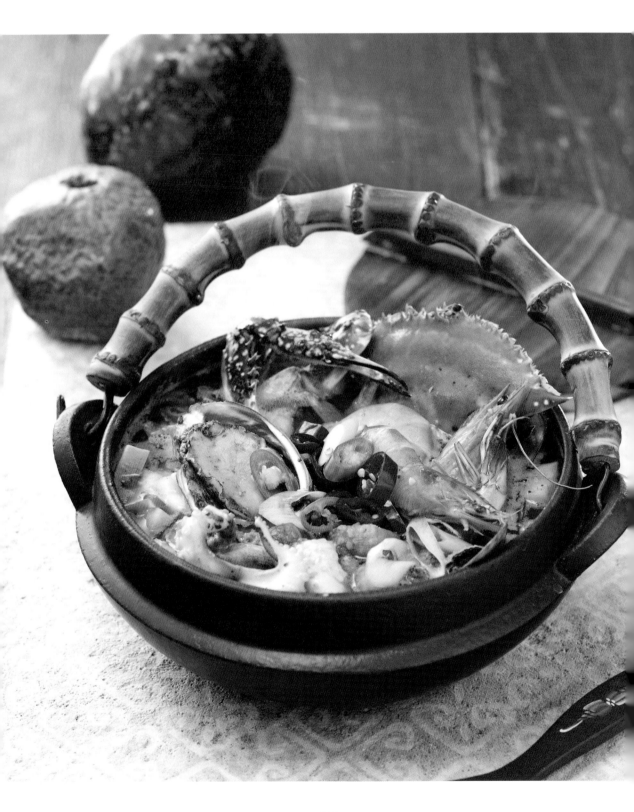

海鮮砂鍋

無論是在濟州島，或是在自己家中品嘗都一樣美味的海味砂鍋。就
算手邊沒有食譜中的海鮮，也可以使用方便購得的海鮮來做成美味
砂鍋，是一道能讓家人共享的熱呼呼料理。

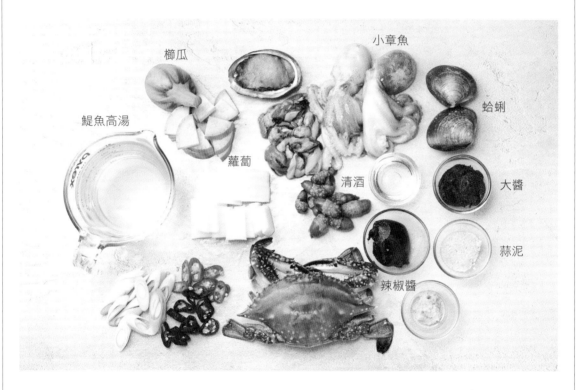

小章魚
櫛瓜
鯷魚高湯
蘿蔔
清酒
蛤蜊
大醬
蒜泥
辣椒醬

食材

花蟹 1隻
小章魚 150g
柄海鞘 100g
各種貝類（蛤蜊、淡菜、
海瓜子等） 300g
櫛瓜 1/2顆

蘿蔔 1/4棵
青辣椒 2根
紅辣椒 1根
大蔥 1段
清酒 少許

湯汁調味料

鯷魚高湯 3杯
大醬 3大匙
辣椒醬 1大匙
蒜泥 1大匙
薑末 1小匙

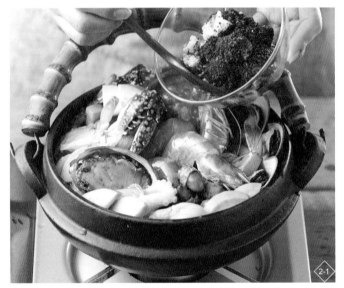

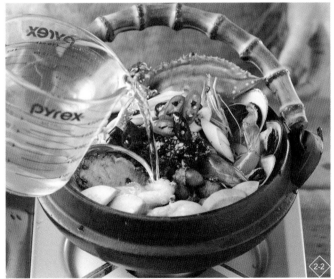

準備

1 蘿蔔切成方形薄片，大蔥和辣椒切斜片，櫛瓜切成半圓形。

2 取出小章魚的墨囊，用麵粉搓揉洗淨，放在篩子上瀝乾水分。

3 用刷子將花蟹刷洗乾淨，打開蟹殼並切成一半。

4 蝦頭要加入湯汁中，湯底才會好喝，所以將蝦子背部的腸泥挑除並洗淨後，使用整隻蝦子。

5 貝類用流水洗淨後，撈出備用。

6 將食材依分量混合，做好湯汁調味料。

作法

1 將蘿蔔鋪在火鍋中，放入海鮮後，將蔬菜排放得整齊美觀。

2 倒入湯汁調味料，用中火煮15分鐘，煮滾後轉成小火，並將浮出來的泡沫撈除（圖2-1、2-2）。

3 當貝類煮至開口後，關火端到餐桌上。

所有的海鮮都可以加入少許清酒來消除腥味，並要打開鍋蓋來煮，讓腥味散掉。如果喜歡湯汁稠一點的湯鍋，或是大醬偏鹹時，可以在最後加入1小匙的蜂蜜，讓風味變得更佳。

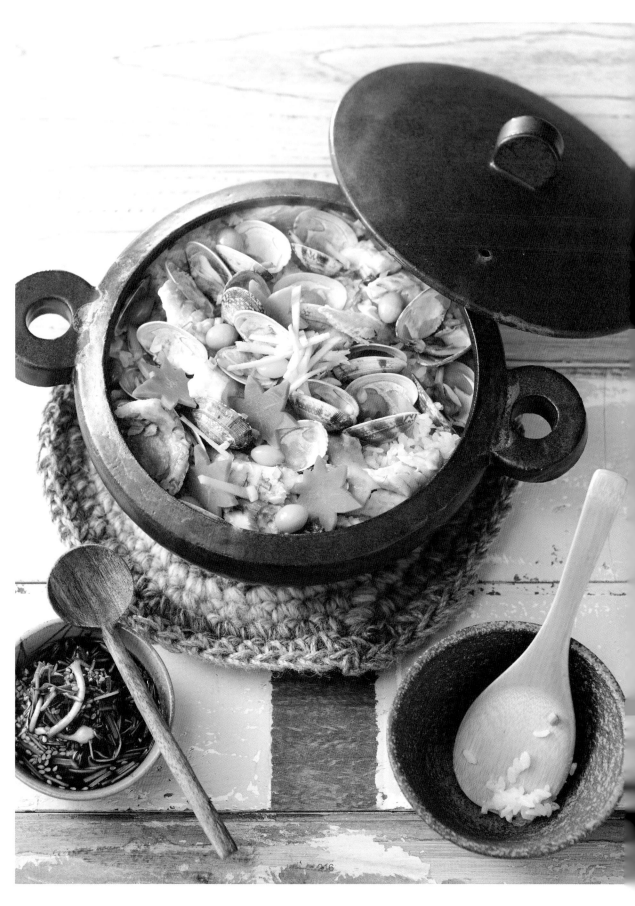

小黃魚海瓜子釜飯

在需要用暖呼呼的清爽料理補充元氣的早春，就用加入鹹香的小黃
魚做成的熱釜飯，還有傳達春天香氣的山蒜醬，試著趕走寒氣吧。

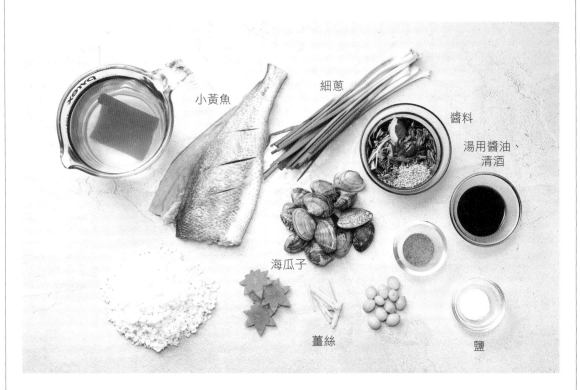

食材

泡開的米 500g	細蔥 2根
昆布高湯 2杯	銀杏 10顆
小黃魚肉 300g	湯用醬油 1大匙
海瓜子 1包	清酒 1大匙
胡蘿蔔 10g	鹽、胡椒粉 各少許
薑絲 1小匙	

醬料

昆布高湯或開水 2大匙
濃醬油 2大匙
山蒜 30g
青、紅辣椒末 各少許
芝麻鹽 1大匙
荏胡麻油 1大匙
檸檬汁 1小匙

準備

1 將米浸泡1小時後,放在篩子上瀝乾水分。

2 泡過昆布的清湯,加入湯用醬油調味,再加入清酒做成昆布高湯。

3 小黃魚乾洗淨後,用廚房紙巾擦乾,加入鹽、清酒、胡椒粉醃製30分鐘。

4 海瓜子用流水洗淨後,瀝乾水分。

5 生薑切絲,胡蘿蔔切成造型花片或切成薄片,細蔥切碎。

作法

1 用中火熱好的平底鍋中,淋上少許油,放入醃過的小黃魚,用中火煎熟後,將小魚刺挑出,再將魚肉分成數塊(圖1)。

2 鍋中放入米和做好的昆布高湯,放上海瓜子和小黃魚肉,用大火煮7分鐘,將火轉小,放入胡蘿蔔悶煮15分鐘(圖2-1、2-2、2-3)。

3 放入薑絲,再繼續悶煮3分鐘,要品嘗前再放上蔥花(圖3)。

4 將山蒜切成2公分長,放入醬料中拌勻,做成醬料來搭配品嘗。

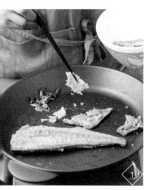
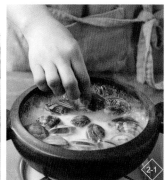
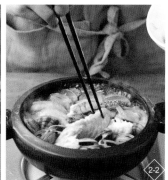
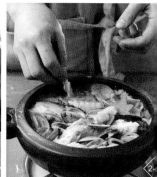

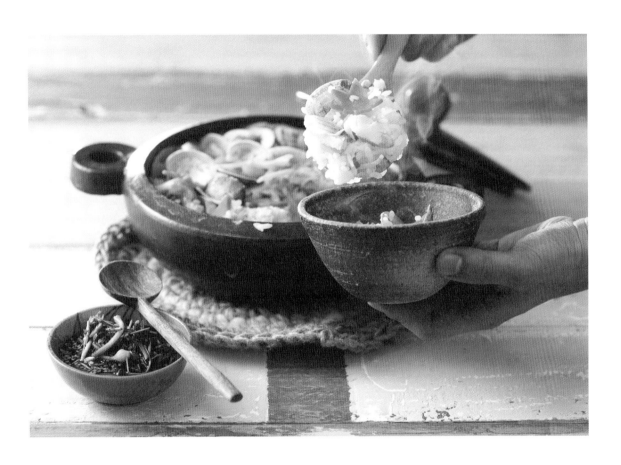

不一定只能用小黃魚，祭祀後或是年節留下的魚，也可以利用來做成不錯的特餐，
像是鮭魚、鯖魚、大黃魚、鯛魚等都可以。使用鮭魚的話，則是將鮭魚先用奶油烤
過後，再放在飯上即可。

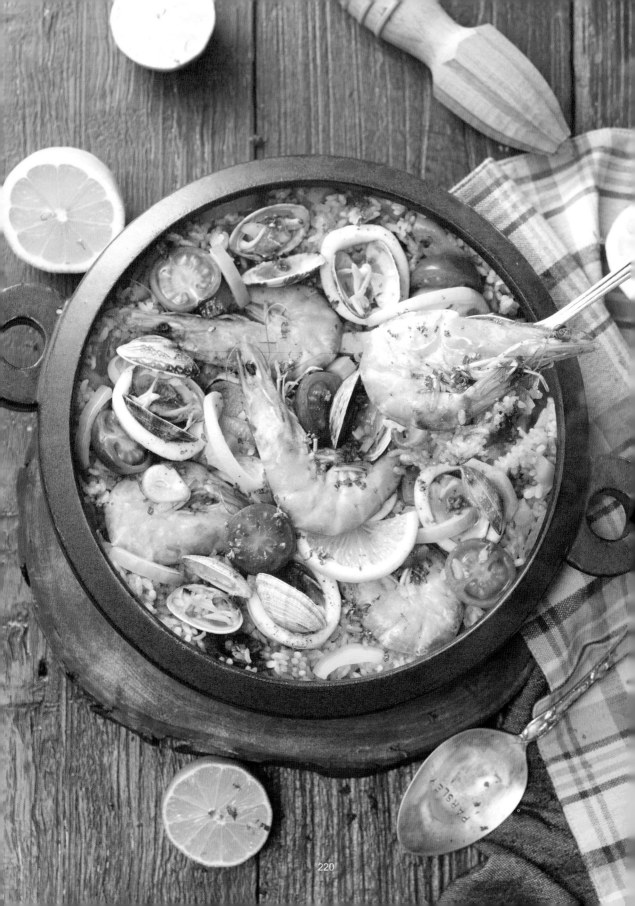

西班牙海鮮燉飯

想要吃點特別的飯料理時,特別推薦這道西班牙海鮮燉飯。將稍微黏在鍋底的鍋巴刮下來吃,又是另外一種樂趣。利用家中現有的矮陶鍋,做成異國風味的飯料理端上桌吧,可是一道不輸餐廳級的美味呢!

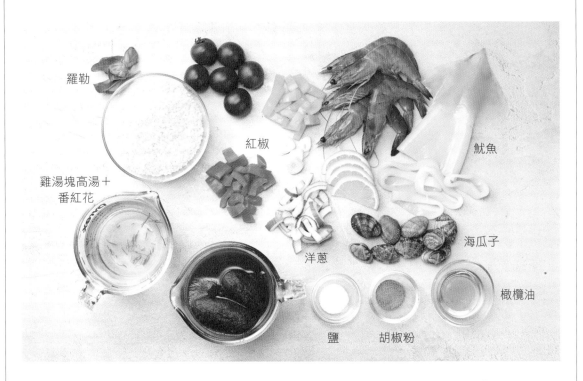

羅勒
紅椒
魷魚
雞湯塊高湯+番紅花
海瓜子
洋蔥
橄欖油
鹽　胡椒粉

食材

米 1.5杯	小番茄 6顆
魷魚(身體部分) 1 隻	檸檬 1/2顆
鮮蝦 5隻	大蒜 2瓣
海瓜子 1包	番紅花 少許
整顆番茄(罐頭) 100ml	橄欖油 少許
紫洋蔥 1/2顆	鹽、胡椒粉 各少許
紅椒(紅、黃) 各約1/2顆	巴西里粉、羅勒 各少許

雞湯塊高湯

熱水 2杯
雞湯塊 1塊

準備

1 將蝦子的背部完全折彎，竹籤從蝦殼縫隙插入，將腸泥挑出，再用鹽水洗淨。讓蛤蜊吐沙。

2 剝除魷魚身體部分的皮，以1公分為間隔，切成圓圈狀。

3 大蒜切片，洋蔥切半後，切成1公分寬。紅椒去除蒂頭和籽後，切成和洋蔥相同大小。

4 檸檬切半後，切成薄片，小番茄切半。

5 將雞湯塊放入兩杯量的熱水中溶化，並加入番紅花；番茄壓碎後，用少許鹽稍微調味，做成番茄濃湯。

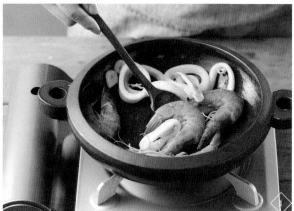 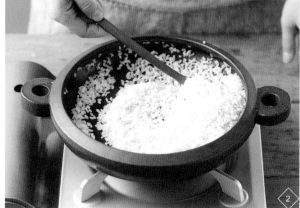

作法

1 將2大匙的橄欖油加入鍋中，用小火將大蒜炒香，放入魷魚和鮮蝦拌
　炒，撒上鹽和胡椒粉，取出備用（圖1）。

2 鍋中再添加1大匙的橄欖油，先翻炒洋蔥，再加入米，用小火將米炒至
　變透明為止（圖2）。

3 暫時關火，將米鋪平。將1杯事先做好的番茄濃湯倒在米上（圖3），撒
　上少許鹽調味，放入蝦子、魷魚、蛤蜊和紅椒，用中火煮滾。

4 中間不時要打開鍋蓋，將剩餘的1杯番茄濃湯，分成3次加入。蓋上鍋
　蓋，用小火悶煮15分鐘，再用更小的火悶15分鐘後，關火，放上羅勒與
　檸檬片，再蓋上鍋蓋，悶10分鐘讓所有食材味道融合在一起（圖4）。

5 撒上碎巴西里粉即完成。

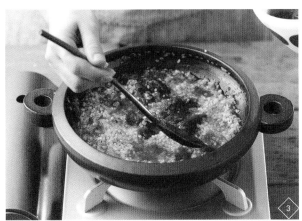

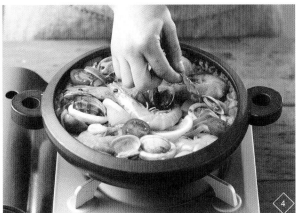

煮好後要打開鍋蓋，讓水蒸氣完全蒸發，這是做西班牙海鮮燉飯的重點。品嘗前，
削好帕馬森起司再撒上，就能品嘗到更香濃的風味。

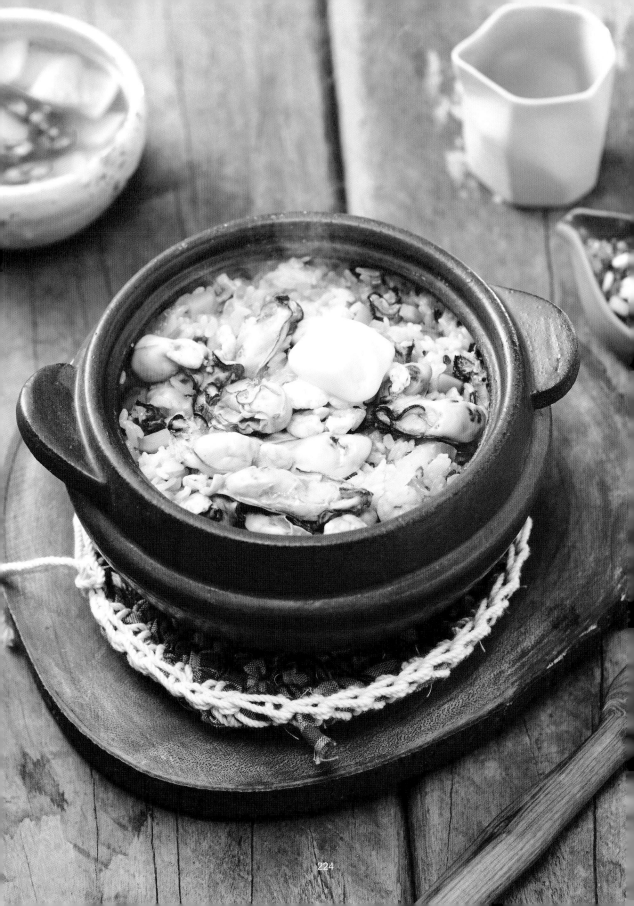

蝦仁蘿蔔牡蠣飯

初冬時節，這帶著大海香氣讓人心情愉快的食材，應該就非牡蠣莫
屬了吧？寒冷的冬天來煮一鍋滿溢大海香氣的暖呼呼釜飯吧，也加
入一把醃泡菜季節才有的小蝦仁。

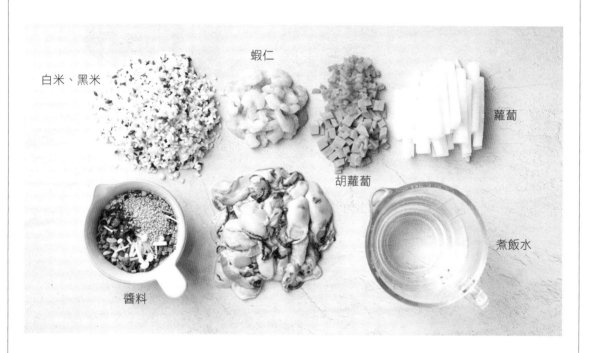

白米、黑米　蝦仁　胡蘿蔔　蘿蔔　煮飯水　醬料

食材		醬料	煮飯水
白米 1杯	南瓜 50g	醬油 3大匙	水 1又1/2杯
黑米 3大匙	胡蘿蔔 10g	蔥花 3大匙	清酒 1小匙
蘿蔔 100g	荏胡麻油 少許	金針菇切碎 2大匙	鹽 少許
牡蠣 200g	鹽 少許	紅辣椒末 1大匙	
小蝦仁 100g		芝麻鹽 1大匙	
		芝麻油 1大匙	

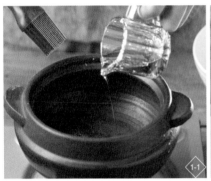 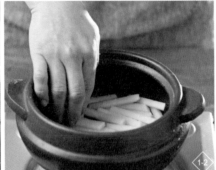 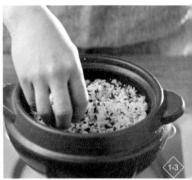

準備

<u>1</u> 將黑米洗淨後泡水1小時以上，白米泡水約30分鐘，再混合好備用。

<u>2</u> 將牡蠣放入淡鹽水中，一邊晃動一邊清洗，以去除雜質；蝦子用流水洗淨，再瀝乾水分。

<u>3</u> 胡蘿蔔和南瓜切成小丁，蘿蔔切成4公分長的粗絲備用。

作法

<u>1</u> 將荏胡麻油加入鍋中，薄薄一層均勻塗抹於鍋子上（圖1-1），再放入蘿蔔（圖1-2），上面擺上泡開的米（圖1-3），放入南瓜和胡蘿蔔（圖1-4），倒入煮飯水，用大火煮滾。

<u>2</u> 當煮飯水沸騰時，轉成中火，放入牡蠣和蝦子再煮滾（圖2）。

<u>3</u> 轉成小火悶煮，當飯全熟時，拌入奶油和量好分量的醬料，拌一拌再品嘗享用。

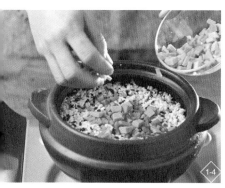
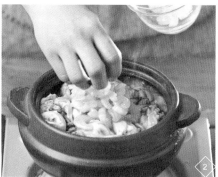

加入少許的醬料以及一勺優質的加鹽奶油，拌勻再食用，更別具香濃的風味。荏胡麻油非常適合搭配海鮮，會比一般的油品要來得有滋味。

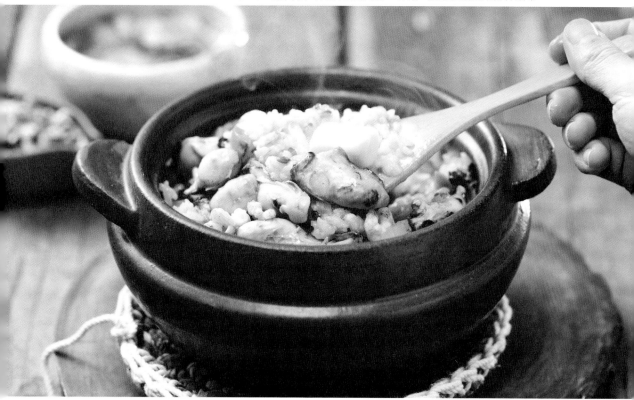

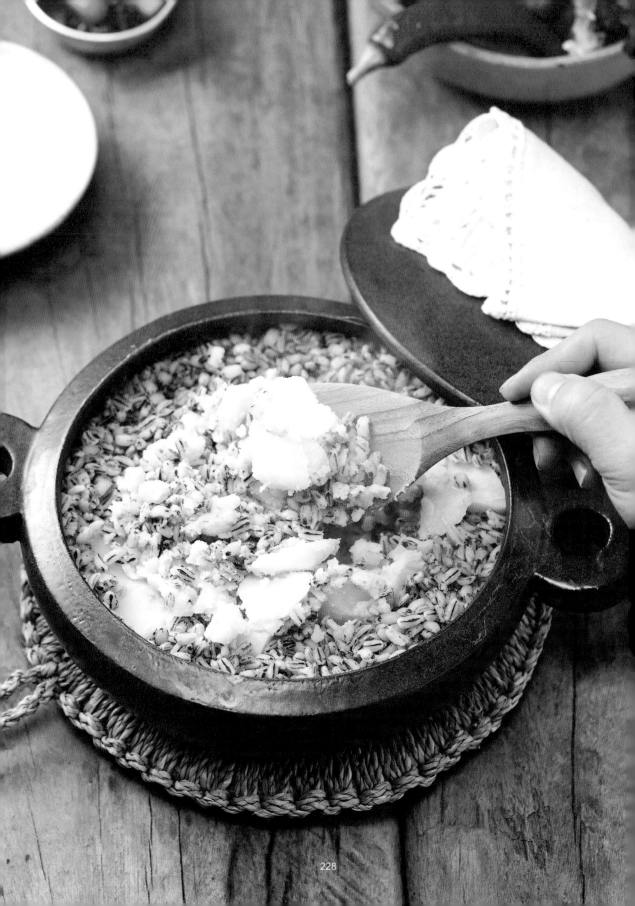

馬鈴薯黑麥飯

流汗過後沖個清爽的澡，在大麥飯中加入切好的韭菜，還有調味大醬或辣椒醬，再加上香濃的荏胡麻油，快速拌一拌再品嘗，粒粒分明的口感，讓嘴裡變得幸福了起來。

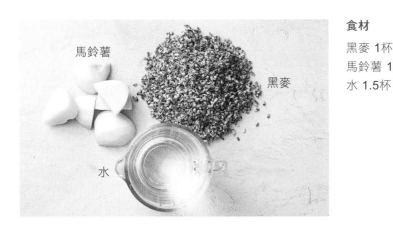

馬鈴薯

黑麥

水

食材

黑麥 1杯
馬鈴薯 1顆
水 1.5杯

準備

1 利用手掌用力搓洗大麥，再漂洗2～3次，洗好的大麥放入冷水中浸泡約1小時。

2 馬鈴薯切成大塊，並泡入冷水中。

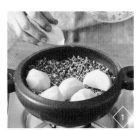

作法

1 先鋪上泡過的大麥，放上馬鈴薯，再倒入水（圖1）。蓋上鍋蓋，用大火煮滾後，轉成小火，充分地悶煮一段時間。

2 當大麥煮熟變得飽滿，趁還有熱氣時，一邊用飯勺將部分的馬鈴薯壓碎，一邊盛飯，馬鈴薯的黏性會讓大麥結成團狀（圖2）。

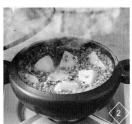

如果黑麥沒有事先泡開，則需加入黑麥2倍的水來炊煮。也可以將洗米水收集起來，用來煮湯或是湯鍋。

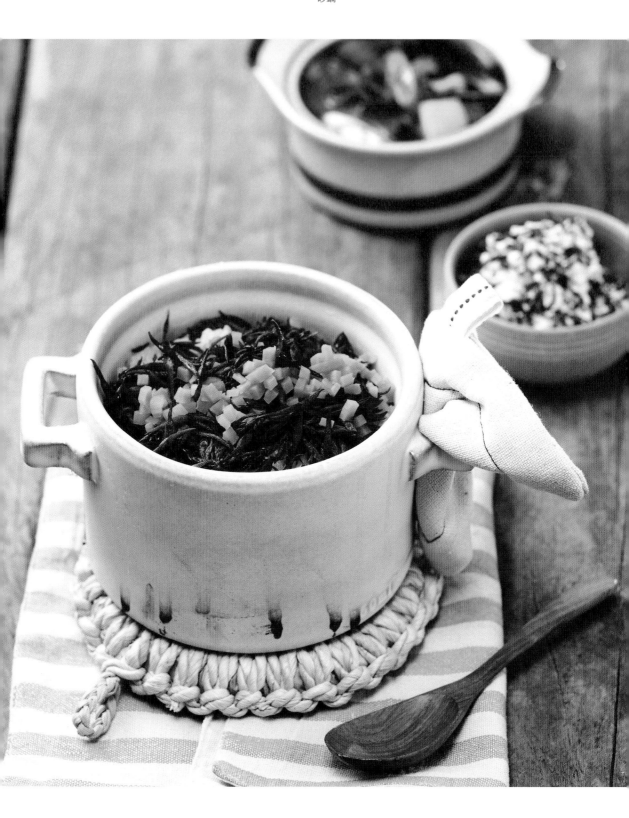

羊栖菜飯

用海之不老草——羊栖菜來炊飯吧，爽脆口感有咀嚼的樂趣，還會
讓餐桌上滿溢大海的香氣。尤其羊栖菜又有益血管、改善貧血，為
了家人的健康，請試做看看這道美味的羊栖菜飯吧。

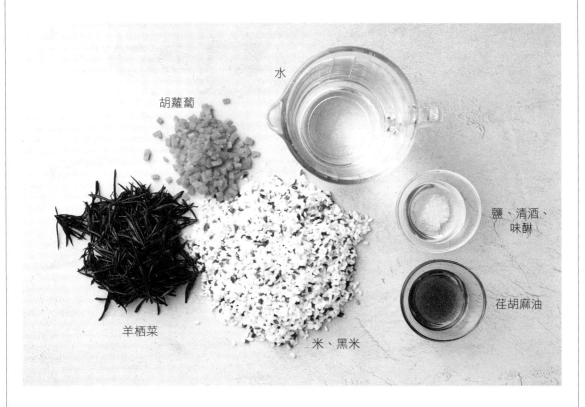

食材

米 1.5杯	味醂 2小匙
黑米 2大匙	清酒 1大匙
水 2杯	荏胡麻油 1大匙
生羊栖菜 50g	鹽 1小匙
胡蘿蔔 10g	水 適量

汆燙羊栖菜

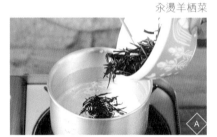

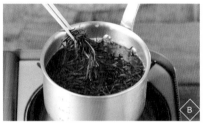

準備

1 將黑米和米混合，洗淨後泡水約30分鐘。
2 將羊栖菜泡入水中清洗後，瀝乾水分，胡蘿蔔切成小丁。
3 煮飯水中加入鹽、清酒、味醂拌勻。
4 洗淨的羊栖菜放入滾水中稍微汆燙，再撈出備用（圖A、B）。

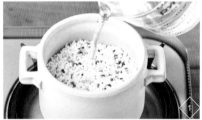

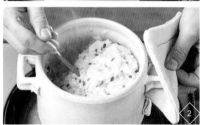

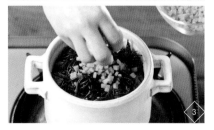

作法

1 將米放入釜鍋中，倒入量好分量的煮飯水，用大火煮滾（圖1）。
2 當煮飯水沸騰時，轉成中火，用飯勺將米仔細拌勻（圖2）。
3 放入準備好的羊栖菜和胡蘿蔔，用小火悶煮10分鐘（圖3）。
4 悶煮完成後，拌入荏胡麻油再端上餐桌。

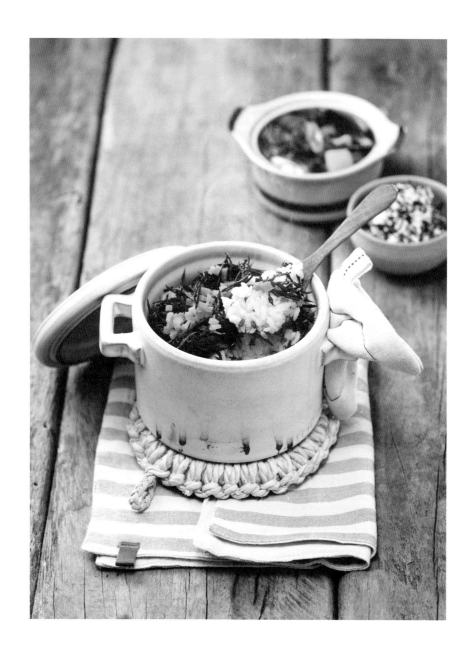

假使買了大量的羊栖菜，可先將生羊栖菜放入滾水中稍微汆燙，再將水分瀝乾，和
去除水分並搗碎的豆腐拌勻，加上鹽、芝麻油、蒜泥、芝麻粒抓拌均勻，再和羊栖
菜飯一起盛到餐桌上品嘗。

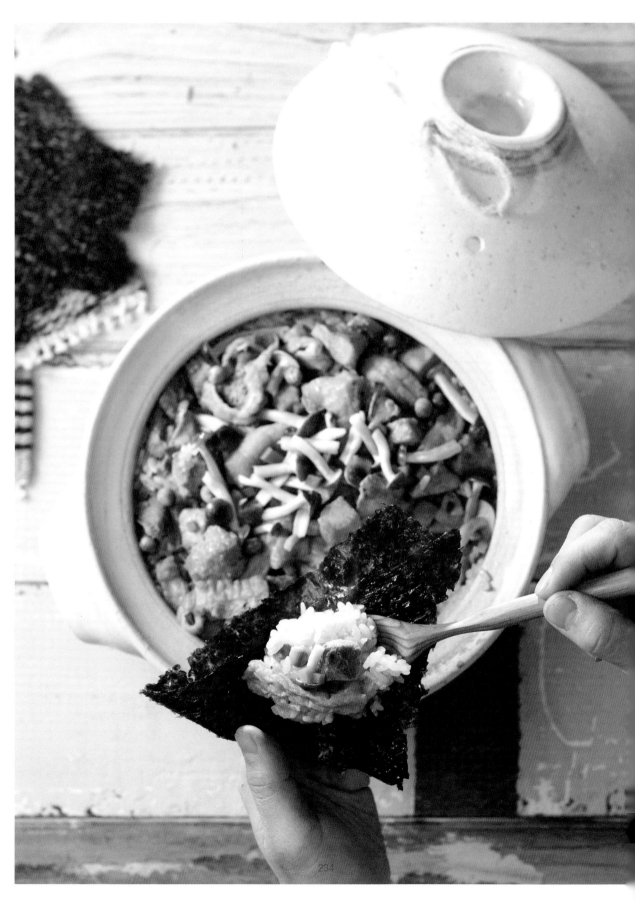

雞肉釜飯

在煮得軟硬適中的釜飯上，加上鹹鹹的雞肉一起品嘗，用飯和雞肉
搭配的一餐，感覺身體好像變得更加強壯了。

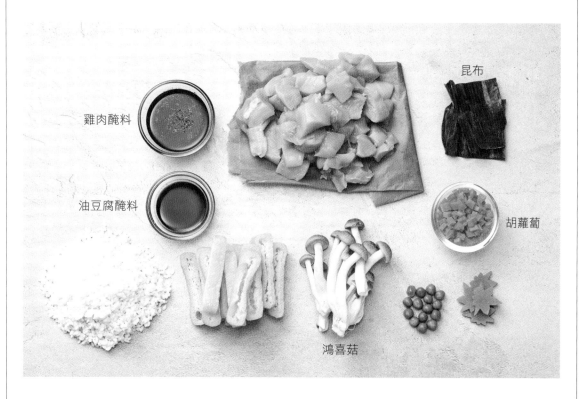

雞肉醃料
油豆腐醃料
昆布
胡蘿蔔
鴻喜菇

食材

米 2杯
糯米 100g
煮飯水 2杯
鴻喜菇 300g
胡蘿蔔 1/2根

豌豆 10顆左右
昆布 10×10cm 1片
味醂 1大匙
濃醬油 1大匙

雞肉醃料

雞胸肉 200g
濃醬油 2大匙
味醂 1大匙
橄欖油 1大匙
胡椒粉 少許

油豆腐醃料

油豆腐 10塊
醬油 1小匙
砂糖 1小匙

準備

1 將混有糯米的米洗淨，泡水30分鐘左右。

2 雞肉放入醃料中，醃製30分鐘。

3 油豆腐放入滾水中稍微汆燙，再放入冷水中漂洗，擠乾水分後，切成粗
條並和醃料拌勻。

4 胡蘿蔔切成薄片，鴻喜菇撕成長條。

5 泡開的米中，加入量好分量的煮飯水、味醂和醬油拌勻。

作法

1 將油淋入平底鍋中，放入醃好的雞肉，用中火拌炒（圖1）。

2 在加好煮飯水的米上，放上昆布、炒雞肉、油豆腐、胡蘿蔔、鴻喜菇，
用大火煮5分鐘，煮滾後，將火轉成中火加熱15分鐘，待食材都熟了後，
轉成小火繼續悶煮10分鐘（圖2-1、2-2）。

3 關火，用飯勺將飯上下翻動，蓋上鍋蓋悶蒸5分鐘，充分蒸好後即完成。

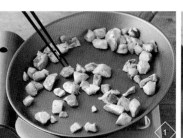
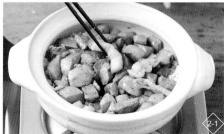
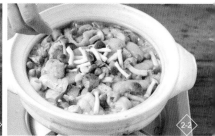

用海苔包來吃會更美味。由於冷了也一樣好吃，做成飯糰或稻荷壽司當成午餐，就
是一道完美的便當菜。

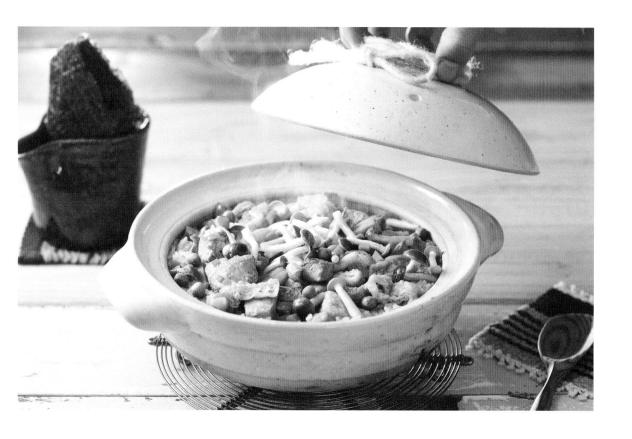

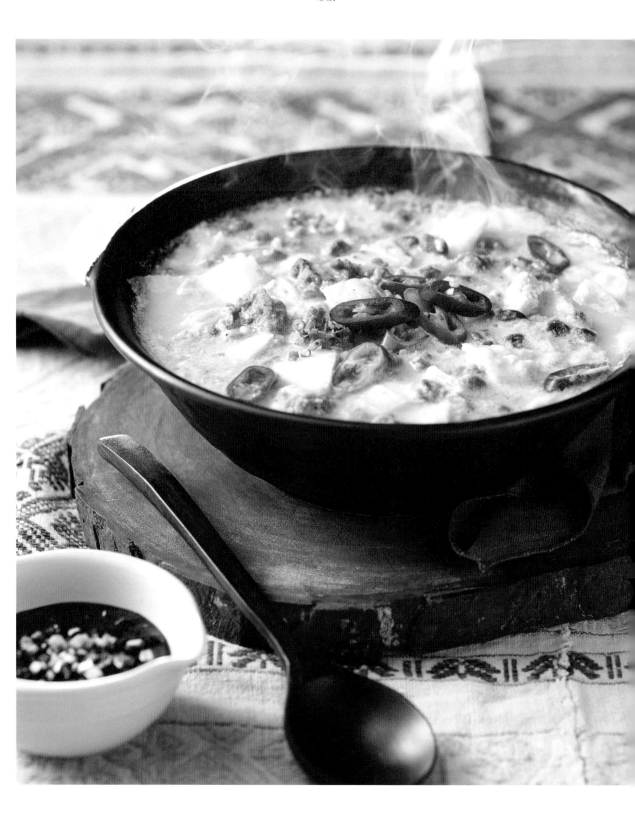

豆渣清麴醬湯

在有刺鼻味道的清麴醬（註）中，加入香濃的豆渣，使味道和香味變得溫和，連孩子也能快速吃完一大碗。試著挑戰看看，這道變身為溫和湯鍋的豆渣清麴醬湯吧。

註：和韓國的大醬一樣，為黃豆製成的發酵食品，營養價值高且對人體有益，不過帶有濃烈的臭味。

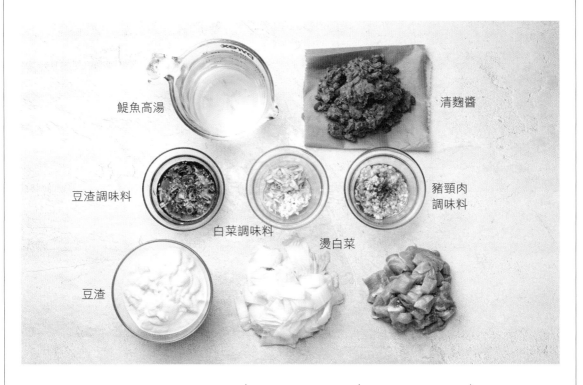

鯷魚高湯　清麴醬
豆渣調味料
豬頸肉調味料
白菜調味料
燙白菜
豆渣

食材	豬頸肉調味料	白菜調味料	豆渣調味醬
豆渣 300g	蔥花 1大匙	蝦醬 少許	醬油 3大匙
清麴醬 200g	蒜泥 1大匙	蔥花 1大匙	胡椒粉 1大匙
鯷魚高湯 2杯	胡椒粉 少許	蒜泥 1/2大匙	蔥花 2大匙
荏胡麻油 少許	芝麻油 1大匙		蒜泥 1大匙
	清酒 少許		芝麻油 1大匙
			芝麻鹽 1大匙
			蜂蜜 1大匙

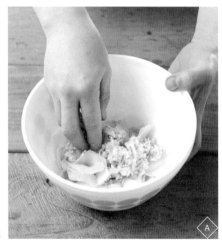

白菜葉進行調味

準備

1 將白菜葉放入滾水中稍微氽燙，再放入冷水中漂洗，將水分擠乾後，加入調味料抓拌均勻（圖A）。

2 豬頸肉切丁，加入調味料醃製30分鐘。

作法

1 熱好的鍋中淋上荏胡麻油，用大火拌炒醃好的豬肉，並倒入鯷魚高湯（圖1）。

2 用大火煮10分鐘左右，煮滾後轉成小火，放入拌好的白菜葉（圖2-1），輕輕倒入豆渣，絕對不要上下翻動，以免豆渣散掉，用中火煮約5分鐘（圖2-2）。

3 豆渣煮到一定程度時，加入清麴醬，再煮滾一次後，和調味醬一起上桌（圖3）。

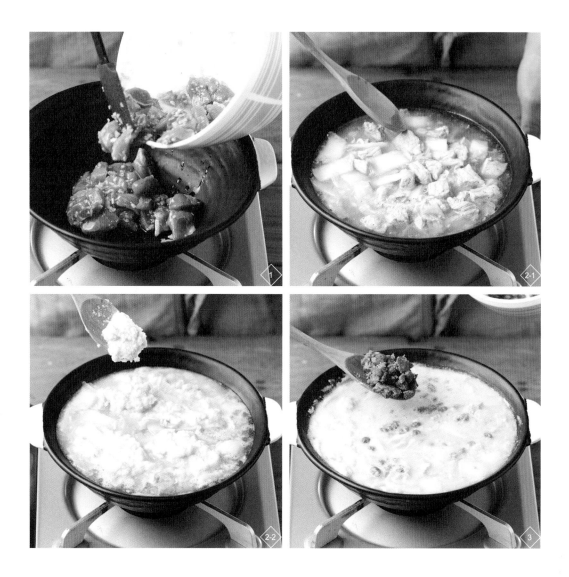

如果覺得另外準備白菜很麻煩，可以將冰箱裡吃剩的白菜泡菜上的調味料撥掉再使用，或是直接使用辣泡菜也無妨。

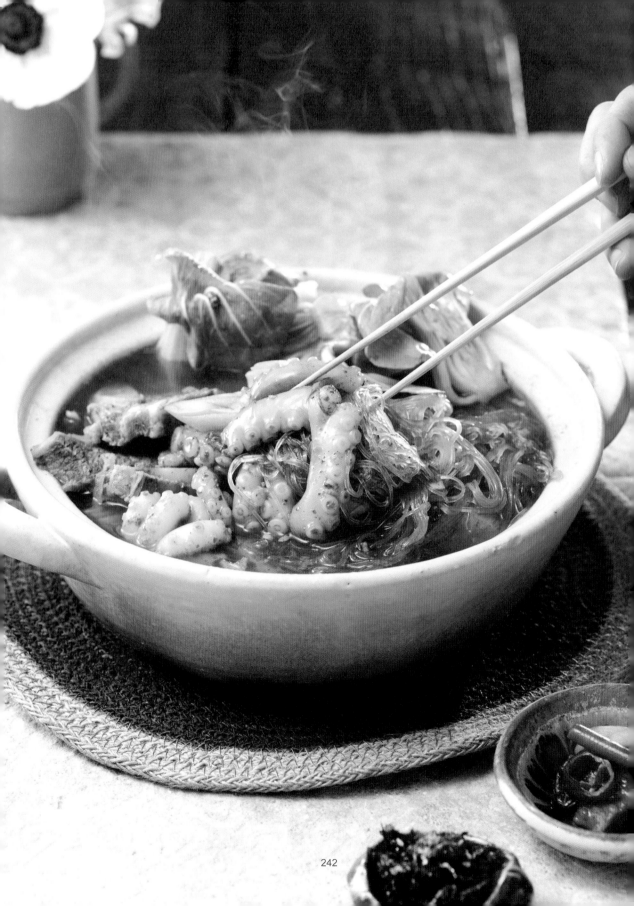

排骨章魚火鍋

在家也想吃到滿滿一大鍋的排骨湯？或是不曉得到訪的客人比較偏
愛吃肉還是海鮮？只要在煮滾的排骨湯中，放入一隻新鮮的章魚，
華麗的外觀加上爽口的風味，絕對是任何人都會喜歡的火鍋料理。

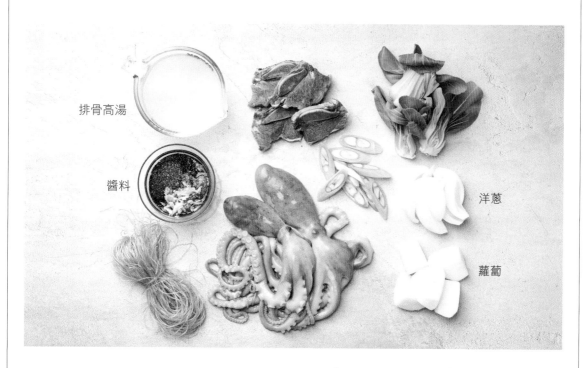

排骨高湯

醬料

洋蔥

蘿蔔

食材

排骨高湯 5杯　　韓式細冬粉20g
熟排骨 4塊　　青江菜 200g
章魚 2隻
洋蔥 1/2顆
大蔥 1段
蘿蔔 1/4棵

醬料

醬油 2大匙
辣椒醬 1大匙
辣椒粉 2大匙
蒜泥 1/2大匙
蔥花 1大匙
芝麻油 1大匙

排骨高湯

排骨 1kg
洋蔥 1顆
大蔥 1段
蘿蔔 1/3棵
胡椒粒 少許
可蓋過食材的水量

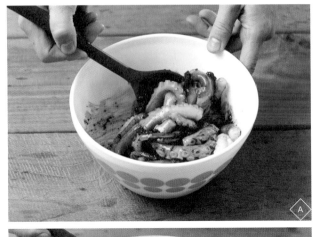

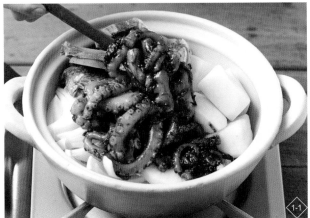

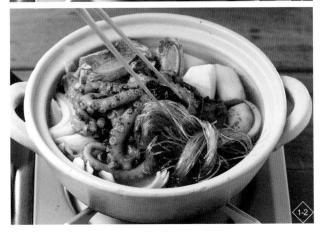

準備

1 韓式冬粉泡入冷水中1小時左右。

2 將章魚的墨囊和內臟取出,撒上大量的麵粉搓揉乾淨,將雜質去除,再切成5公分長,加入一半混合好的醬料抓拌均勻(圖A)。

3 洋蔥切成粗條,大蔥切斜片,蘿蔔切大塊並修整邊角,放入滾水中汆燙。

製作排骨高湯

1 去掉排骨上的油脂並洗淨後,泡入冷水中3小時,以去除血水。將排骨放入滾水中,如果還有血水的話把水倒掉,再重新加水,用大火煮30分鐘,再用中火煮3小時以上至完全熟透。

2 放入洋蔥、清酒、大蔥、胡椒粒、蘿蔔塊等香辛料煮滾,等到排骨肉煮熟變得有彈性時,將高湯用包好棉布的篩子過濾,做成排骨高湯。排骨高湯中加入肉和大蔥,就可以當成排骨湯來品嘗。

作法

1 將洋蔥和蘿蔔鋪在鍋中,放上熟排骨和拌過醬料的章魚(圖1-1),倒入高湯,用大火煮滾後,再轉成中小火繼續煮10分鐘,放入泡開的韓式冬粉(圖1-2)。

2 等到韓式冬粉變透明時,轉成小火,放入切成斜片的大蔥和青江菜,再繼續一邊煮一邊品嘗。

準備足夠分量的高湯,就可以一邊加入食材一邊享用火鍋。也可以加入珍珠年糕來代替韓式冬粉,呈現不同的風味。

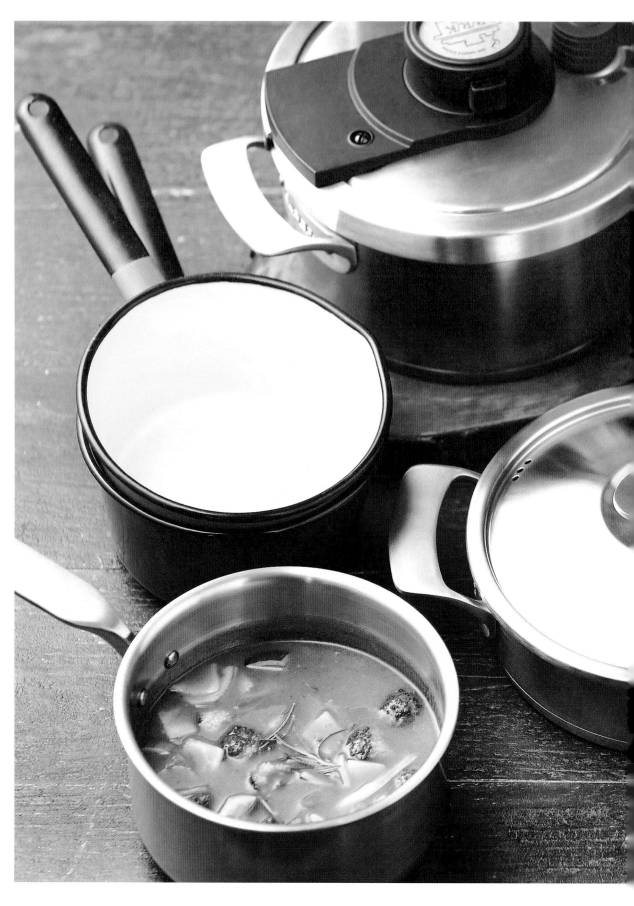

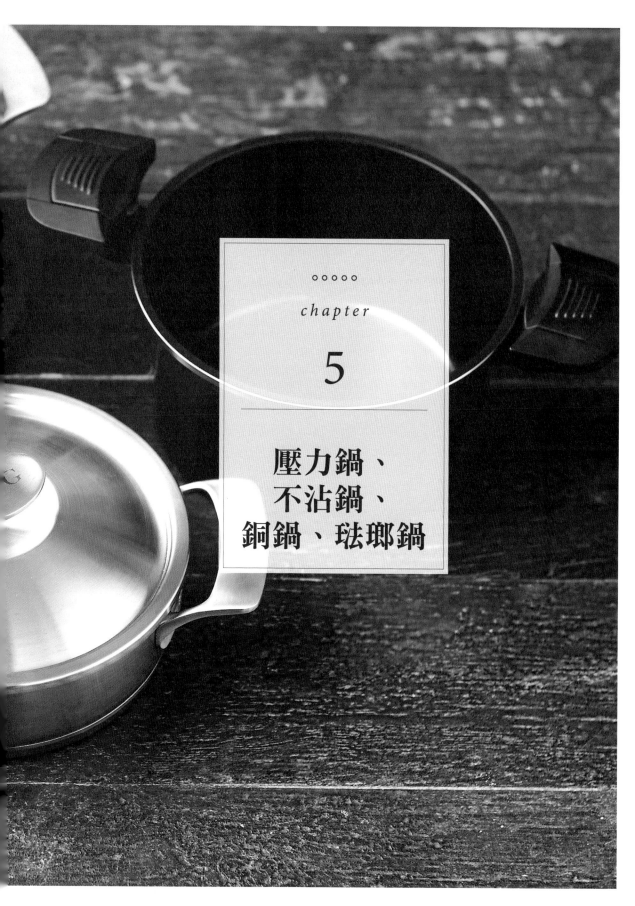

壓力鍋、
不沾鍋、
銅鍋、琺瑯鍋

方便又好用的
廚房常備鍋

壓力鍋、不沾鍋、銅鍋、琺瑯鍋

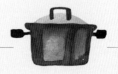

壓力鍋

用壓力鍋來做料理可縮短料理時間，節省瓦斯、電力等能源；在味道方面，也能在短時間內做出具一定水準的料理。雖然壓力鍋有這樣的優點，但是使用起來較為麻煩，一般來說只會用來煮飯。需要長時間燉煮的料理，或是要事先浸泡的穀物，改以壓力鍋製作，就能較易煮得軟爛，並能做出有黏性的料理。

其原理就是讓鍋子內的壓力無法釋出，增加壓力來進行料理，如此一來，沸點變高，在短時間內將大量熱能傳導至食物中，就能快速且輕鬆地進行烹調。需要注意的是，調理時如果鍋內尚有壓力的狀態下，絕對不能將鍋蓋打開，而且要隨時將安全閥和密封墊片擦拭乾淨，確認是否該更換密封墊片並做替換。

不沾鍋

表面有塗層、不會黏鍋的不沾鍋，是大家最熟悉的一種鍋具。輕巧且使用方便，加上無需預熱，很適合韓國人追求快速的個性。使用一陣子後，塗層會逐漸剝落，食物就變得容易黏鍋，此時就要果斷地更換鍋子。如果想讓塗層維持久一點，熱鍋盡量不要馬上放入冷水中浸泡，使用過後要充分冷卻，再浸泡擦拭即可。

銅鍋

歐洲的餐廳或廚房中掛著散發高級感的鍋子就是銅鍋。購買銅鍋時，需要觀察鍋子內部的材質，大致上會使用銅、錫、不鏽鋼三種材質。銅屬於保養起來較麻煩的偏軟材質，即使是小小的撞擊也會產生凹痕，因此要小心保管。

熱能可以快速且均勻地傳導至鍋子整體，具有能均勻加熱食材且不黏鍋的優點，正好適合需要細微調節溫度的料理。此外，由於能在短時間內烹煮，易被破壞的維他命和不耐熱的礦物質等營養素幾乎不會損失，能完全呈現食材的香氣和風味。

使用銅鍋時，需注意的是不要浸泡在洗碗水中太久，清洗後如果沒有將水分擦乾，也不能直接放到火源上。由於銅的導熱性佳，用中火也能容易煮滾，不要用太大的火加熱。因此，在瓦斯爐上使用時，要仔細調節，盡量不要讓爐火超過鍋子外圍，以免鍋子旁邊留下燒痕。避免使用洗碗布巾、牙刷或洗碗機清洗，可先用洗碗精擦拭，再使用細緻的海綿清洗。清洗後，一定要馬上用乾布將水分徹底擦乾。

琺瑯鍋

應該很多人是為了琺瑯鍋美麗的外表才購買的吧？一擺到餐桌上，就很有用餐的氣氛，不過，使用起來卻有許多不便的地方，清洗時稍不注意就會掉漆。食物黏鍋時，待冷卻再加入熱水和清潔劑，煮沸後用柔軟的菜瓜布輕輕搓拭，就能清除乾淨。需避免使用鋼刷搓洗，以免造成琺瑯漆脫落，而讓鍋子內部生鏽。清洗過鍋底還是焦黃的話，可將小蘇打撒在鍋底，加入少許檸檬酸後加水，煮沸後再擦拭，就能清除沾附的焦黃汙垢。

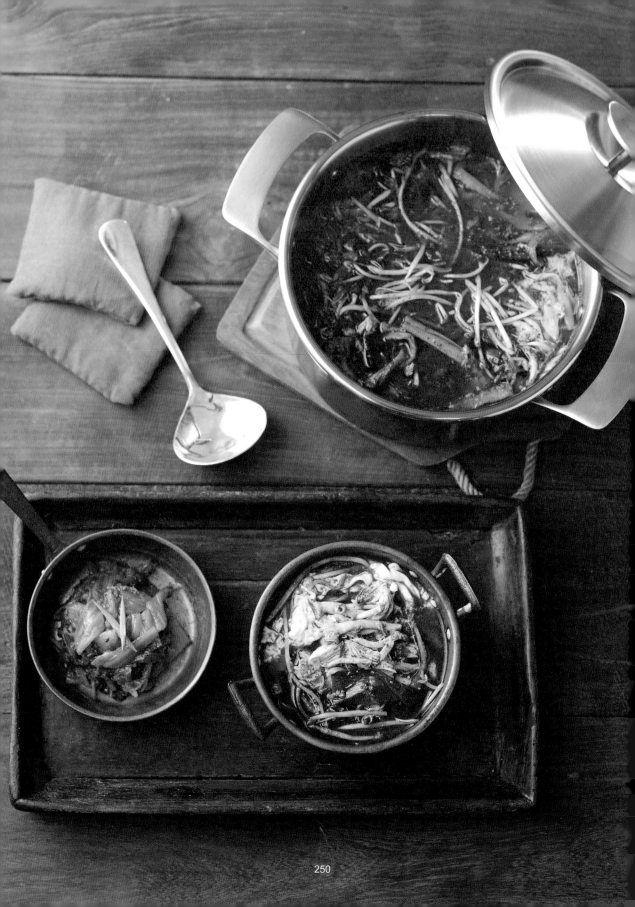

香辣燉雞湯

不想製作普遍的蔘雞湯、想要來點特別的全雞料理時，試著用冰箱
裡現有的材料和一隻雞，做成濃郁又香辣的燉雞湯吧！

— 銅鍋 —

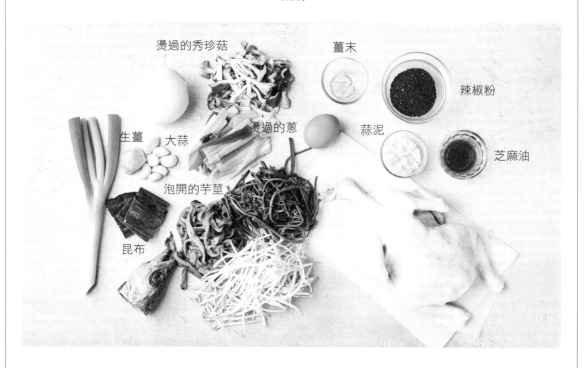

食材	煮雞肉的材料	醬料
雞 1隻	水 10杯	辣椒粉 4大匙
泡開的芋莖 100g	乾明太魚頭 1個	芝麻油 3大匙
燙過的秀珍菇 100g	昆布 10×10cm 1片	蒜泥 2大匙
燙過的蔥 300g	洋蔥 1顆	薑末 1小匙
蕨菜 100g	大蒜 2顆	湯用醬油或魚露 少許
綠豆芽 100g	生薑 1塊	胡椒粉 少許
雞蛋 1顆	大蔥 1段	

準備

1 大蔥切成5公分長，秀珍菇撕成長條，放入滾水中稍微汆燙，綠豆芽也稍微汆燙。

2 將煮雞肉的材料放入鍋中，用大火煮5分鐘（圖A），再轉中火煮20分鐘後，關火，再悶熟至洩壓閥下降為止。接著取出雞肉，將肉剝下來後，高湯過篩備用。

3 芋莖煮過後撈出，再撕成細絲並切成4公分長。

4 醬料材料則是先用小火熱鍋，再依序放入芝麻油、大蒜、生薑、辣椒粉，充分拌炒後冷卻（圖B、C）。

煮雞肉 製作醬料1 製作醬料2

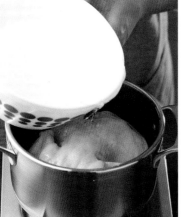
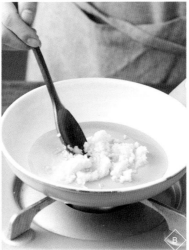
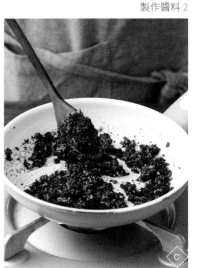

作法

<u>1</u> 將秀珍菇、大蔥、蕨菜、芋莖、雞肉和醬料拌勻（圖1）。

<u>2</u> 過濾好的高湯加入白開水至10杯的分量，再倒入鍋中，用大火煮滾後，
   放入所有拌好醬料的食材，用中火加熱30分鐘煮透，讓所有蔬菜味道都
   融合在一起（圖2）。

<u>3</u> 不夠鹹的話，再用魚露或湯用醬油進行調味，放上綠豆芽後收尾。

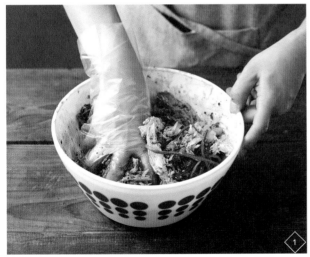
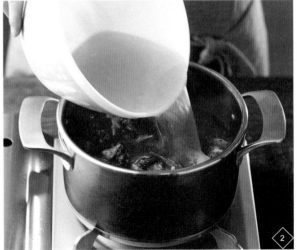

也可以加入煮過的韓式冬粉或打入蛋液來品嘗。如果用大火來炒醬料，由於辣椒粉
容易燒焦，就會產生苦味，因此用小火來炒為佳。

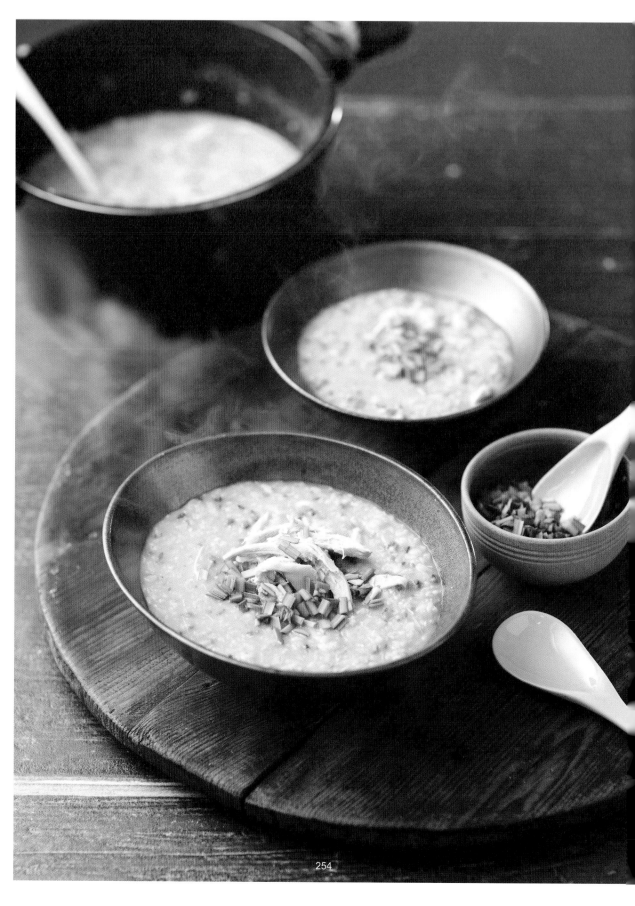

綠豆蔘雞粥

沒有元氣或需要補充體力時，品嘗容易消化的雞肉與有助身體排毒的綠豆，能讓身體更加健康，並且感覺更輕鬆。

— 壓力鍋 —

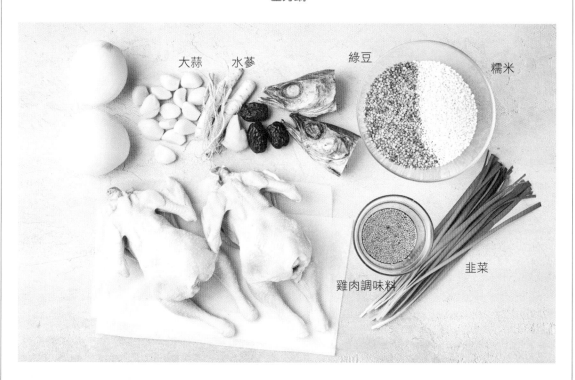

食材

雞 2隻	大蒜 15瓣
乾明太魚頭 2個	生薑 1塊
糯米 50g	紅棗 3顆
綠豆粒 150g	清酒 2大匙
水蔘 2根	可蓋過雞肉的水量
洋蔥 2顆	

雞肉調味料

醬油 1大匙
芝麻鹽 1大匙
芝麻油 1大匙
鹽、胡椒粉 各少許

配料

韭菜切小段 50g

準備

<u>1</u> 將糯米和綠豆洗淨，浸泡1小時以上。

<u>2</u> 雞肉內部也清洗乾淨後，放入滾水中汆燙。

作法

<u>1</u> 在能完全蓋過雞肉的水量中，加入2大匙的清酒，放入雞肉和一起煮的食材，用大火煮滾後，改以中火加熱20分鐘煮透（圖1-1、1-2、1-3）。

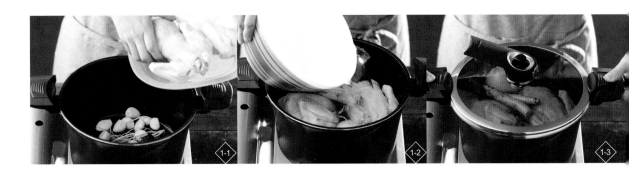

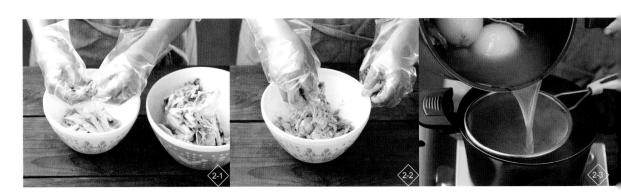

2 雞肉煮至剛好的熟度時，取出冷卻，將雞肉剝下來後，加入醬料抓拌（圖2-1、2-2）。湯底用包好棉布的篩子過濾乾淨（圖2-3）。

3 將泡過的糯米和綠豆，以及其6倍分量的湯底加入鍋中，煮成粥狀。用大火先煮5分鐘，再將火轉小，並打開鍋蓋，一邊攪拌一邊煮，使米粒化開（圖3）。

4 粥煮到一定的稠度時，放入撕成小片的雞肉，再煮滾一次。

5 放上切成小段的韭菜當成配料。

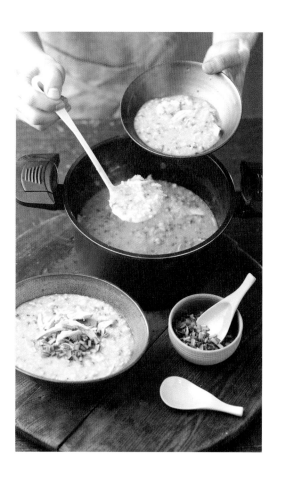

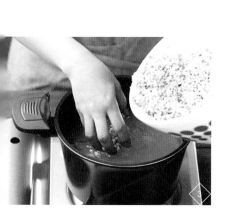

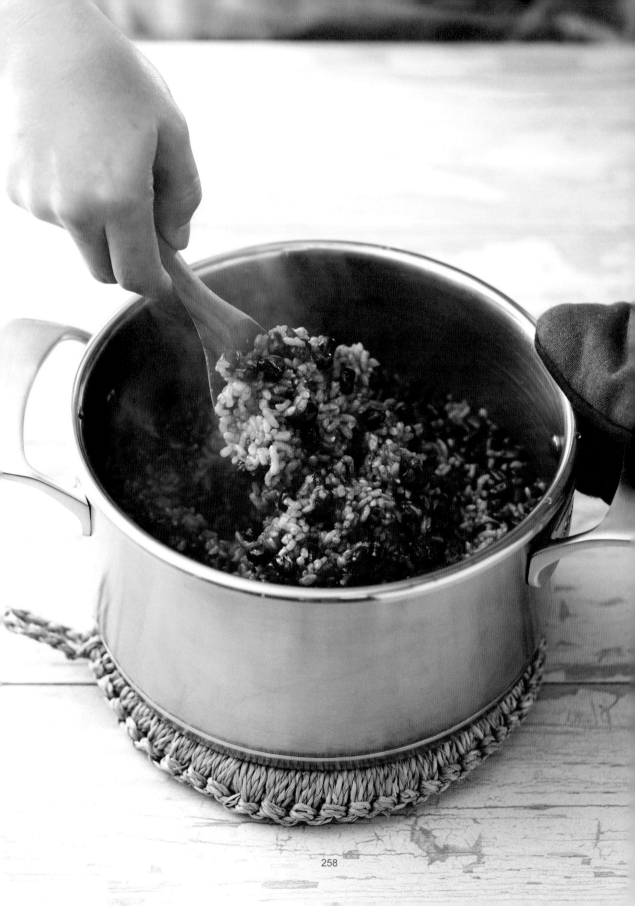

紅豆糙米飯

紅豆糙米飯可以簡單地用海苔包起來吃，無需搭配其他配菜就是很
美味的飯料理。分裝成一人份放入冷凍保存，需要時就能快速地加
熱享用。

— 壓力銅鍋 —

食材
糙米 2杯
紅豆 1/4杯
水 600ml

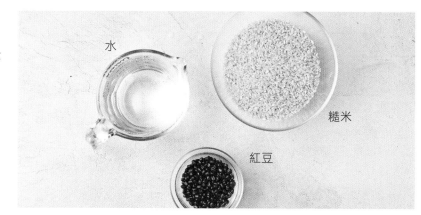

作法
1 將糙米和紅豆洗淨，加入水用大火煮6分鐘，
　再用小火煮15分鐘（圖1-1、1-2）。
2 關火，待洩壓閥下降後，將鍋蓋打開，將米
　飯均勻翻動。

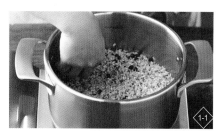

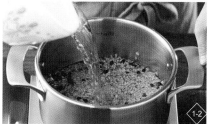

用壓力鍋來製作時，紅豆和糙米不用事先浸泡，也能吃到有黏性的美味飯料理。

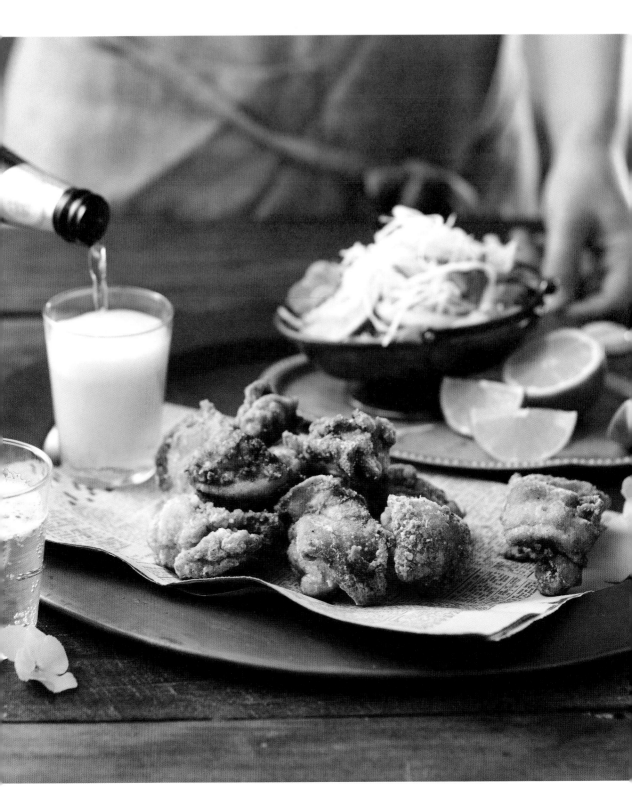

香酥炸雞

許多人心中第一名的宵夜，試著在家做看看吧。前一天晚上先醃製
好，讓醬料均勻入味會更加美味，既營養又美味的香酥炸雞，今天
來嘗嘗吧！

— 壓力鍋 —

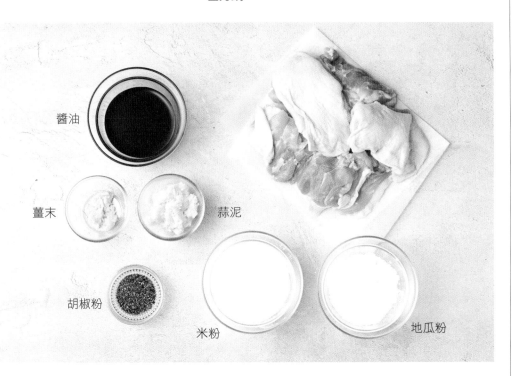

雞腿醃料

雞腿肉 300g（大塊2塊）
蒜泥 2大匙
薑末 2大匙
醬油 4大匙
胡椒粉 少許

麵衣

米粉 4大匙
地瓜粉 4大匙

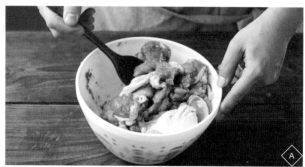

醃製雞腿肉

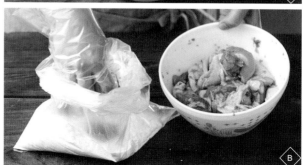

醃好的雞肉
沾上麵衣

準備

1 將雞肉加入醃料醃製（圖A）。

2 高麗菜切成細絲，泡冷水後瀝乾水分。

3 將米粉和地瓜粉加入塑膠袋中混合，放入醃好的雞肉，均勻沾附炸粉做
成麵衣（圖B）。

加入米粉，能帶來讓人驚訝的香氣與酥脆感。利用壓力鍋來油炸，可以讓內層軟
嫩、外表酥脆，並且要油炸兩次，才能享受到更酥脆的口感。

作法

<u>1</u> 鍋中倒入炸油至可以蓋過雞腿肉的分量，熱鍋後放入雞肉，
　蓋上鍋蓋，以中火炸10分鐘左右（圖1）。

<u>2</u> 撈出後，再放入油炸一次，此時要將鍋蓋打開，並稍微炸一
　下即可（圖2）。

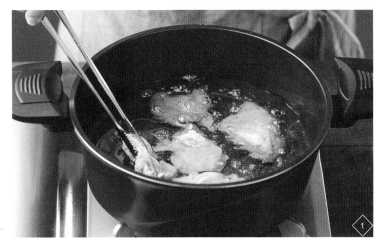

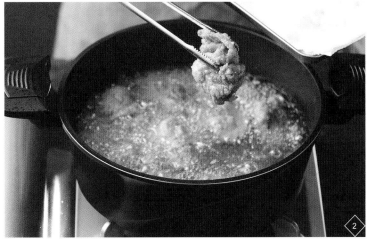

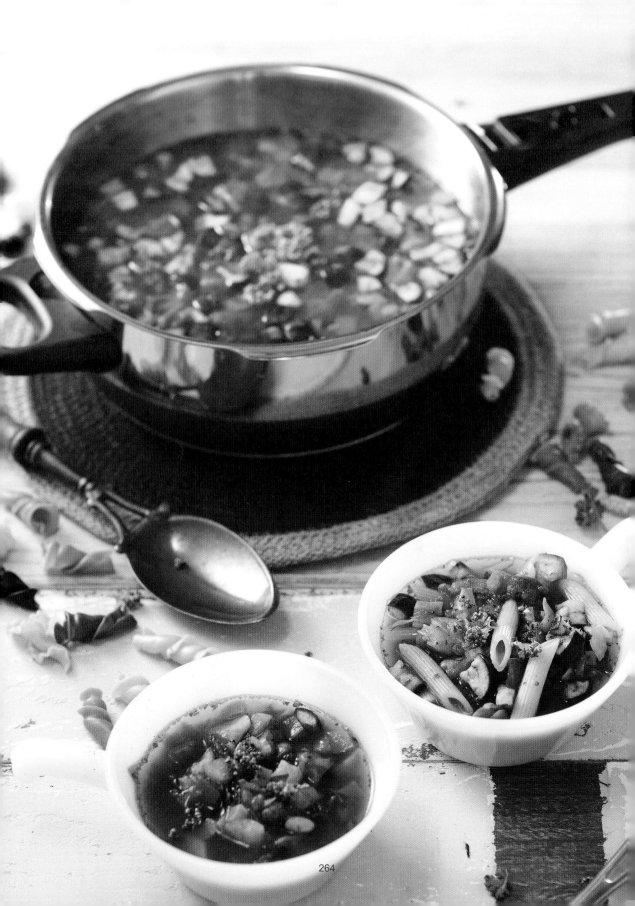

蔬菜滿滿的番茄濃湯

做了幾次後，才做出道地夠味，覺得「真的好好喝」並引以自豪的
番茄濃湯。做這道濃湯時，如果有壓力鍋就會非常方便，確認煮滾
後，只要將鍋蓋蓋上，再放心等待即可。

— 壓力鍋 —

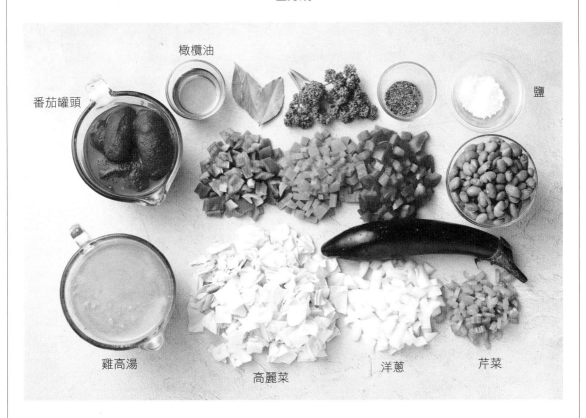

橄欖油
番茄罐頭
鹽
雞高湯
高麗菜
洋蔥
芹菜

食材		醬汁	雞高湯
高麗菜 1/4顆	青椒1顆	番茄罐頭（碎的） 1個	雞湯塊 2塊
胡蘿蔔 1根	芹菜 1段	月桂葉 3片	水5杯
洋蔥 1顆	茄子 2條	橄欖油 1/4杯	
甜椒 2顆	綜合豆類 125g	鹽、胡椒粉、巴西里粉 各少許	

準備

1 高麗菜切成2公分大小，胡蘿蔔、洋蔥、甜椒、青椒、芹菜切成1公分大
小的方塊。

2 將2塊雞湯塊放入5杯水中溶化。

作法

1 將除了茄子以外的材料和醬汁放入壓力鍋中，煮滾前都要蓋上鍋蓋，來
增加壓力，保持這樣的狀態用小火煮10分鐘，再關火（圖1）。

2 洩壓後，打開鍋蓋，放入切成1公分大小方塊的茄子，以及綜合豆類，
用小火再煮10分鐘（圖2-1、2-2）。

3 用鹽和胡椒粉調味，並淋上橄欖油，品嘗前再撒上巴西里粉。

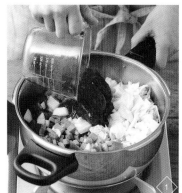
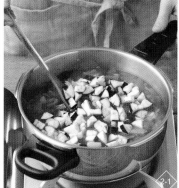
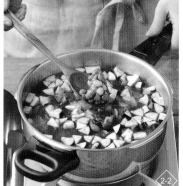

由於最後才會加入茄子，就不會有變色的情況，要加入前再切即可。剩餘的濃湯，
可以直接加入沒汆燙過的短義大利麵，再煮來品嘗。想要辣一點的話，也可以加入
青陽辣椒或辣椒。

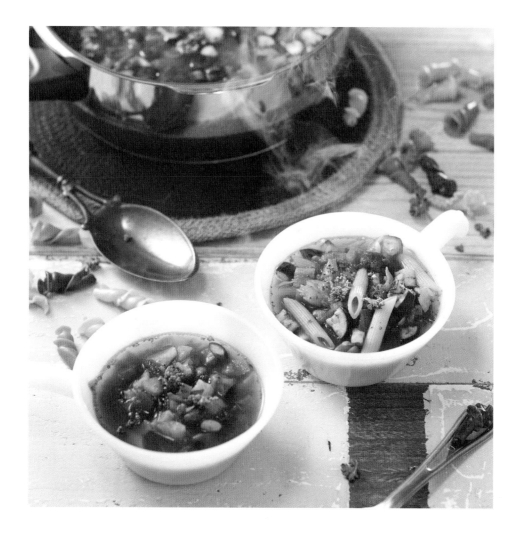

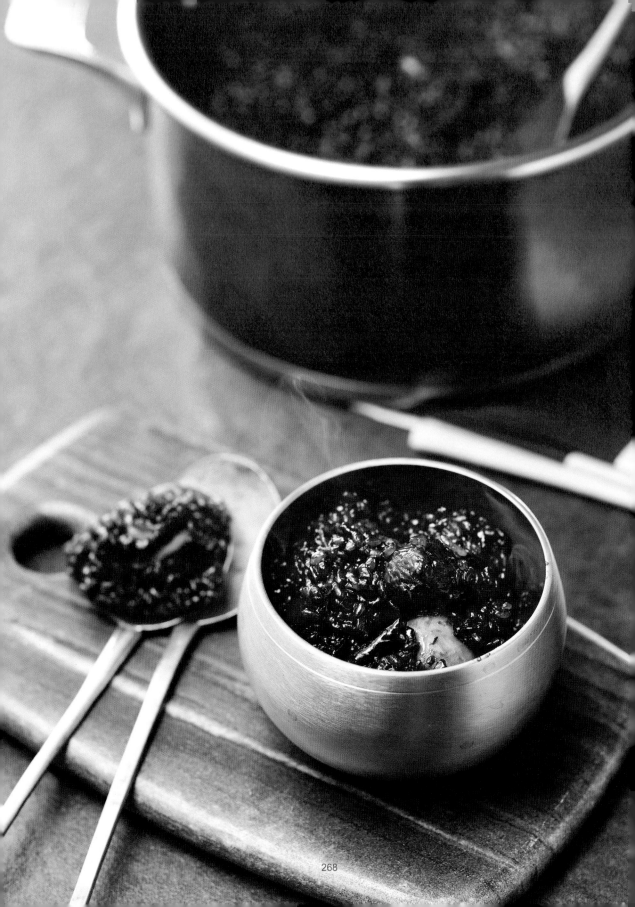

糙米八寶飯

開始學習八寶飯時，發現它是需要投入誠意和時間的一道料理。如同老奶奶自製的壺底醬油一般，需要經過長時間的隔水加熱蒸煮，才能呈現真正的風味。在我們忙碌的日常中，則可以利用壓力鍋在短時間內做出傳統八寶飯的美味。

— 壓力銅鍋 —

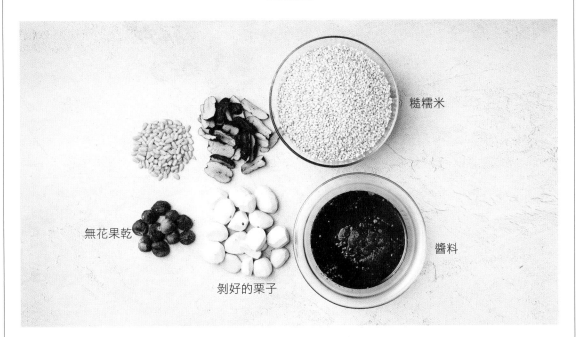

糙糯米

無花果乾

剝好的栗子

醬料

食材	醬料
糙糯米 400g	醬油 2杯
剝好的栗子 200g	黑砂糖 1/2杯
松子 2大匙	紅棗泥 3大匙
無花果乾 300g	鹽 1小匙
紅棗肉 30g	蜂蜜 1大匙
水 2杯	芝麻油 2大匙

準備

1 將糙糯米洗淨，泡入水中2小時左右。

2 將紅棗去籽並切半，栗子去殼後切成兩等分。

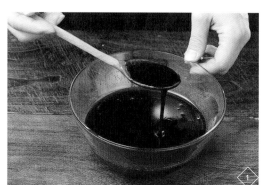

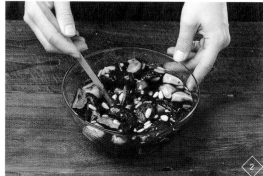

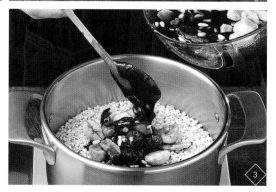

[紅棗泥做法]

將紅棗去籽後，倒入蓋過紅棗的水量，用文火慢慢煮至收乾，過篩再用攪拌機打成泥狀。

作法

<u>1</u> 將醬料混合，並攪拌至砂糖完全溶化（圖1）。

<u>2</u> 將材料全部放入醬料中，醃製約10分鐘（圖2）。

<u>3</u> 鍋中放入泡開的糙米、醃過的材料，並攪拌均勻（圖3）。

<u>4</u> 倒入水，以中火加熱，待洩壓閥升起時，轉成小火，再用微火靜置20分
鐘後，關火，悶煮至洩壓閥下降為止（圖4-1、4-2）。

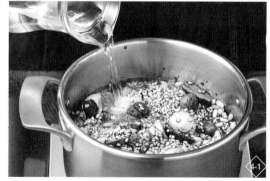
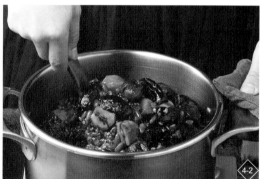

如果要一次做大量，可以先煮好飯，再放入材料和醬料一起蒸煮。

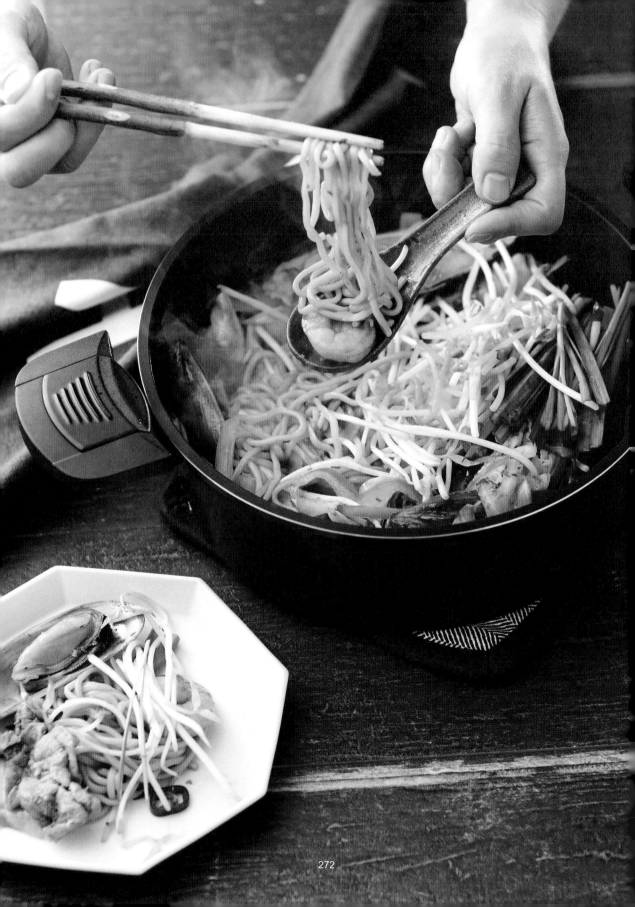

中式海鮮炒麵

淡菜和鮮蝦在麵條間活靈活現地游動著，利用家中冰箱現有的材料，做成中式風味的炒麵，熱騰騰地端上桌吧。

— 壓力鍋 —

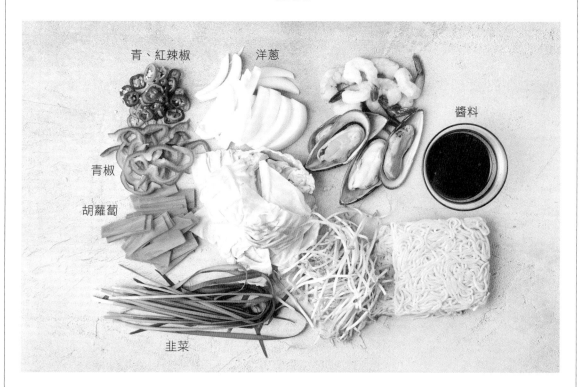

青、紅辣椒　洋蔥

醬料

青椒

胡蘿蔔

韭菜

食材
麵條 4人份　　高麗菜葉 5片
淡菜 10顆　　青椒 1/2顆
鮮蝦 5隻　　胡蘿蔔 1/2根
洋蔥 1顆　　青、紅辣椒 各1根
綠豆芽 1包

醃豬肉
豬肉 200g
清酒 2大匙
薑末 1小匙
鹽、胡椒粉 各少許

醬料
中濃醬汁 2大匙
蠔油 2大匙
豆瓣醬 3大匙
醬油 3大匙
味醂 4大匙
清酒 少許

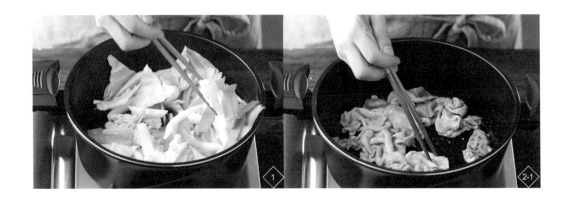

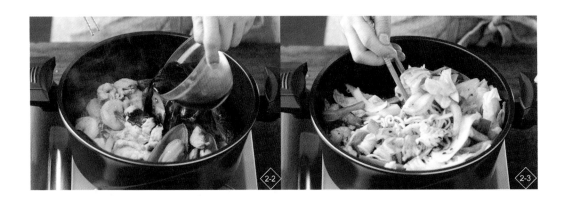

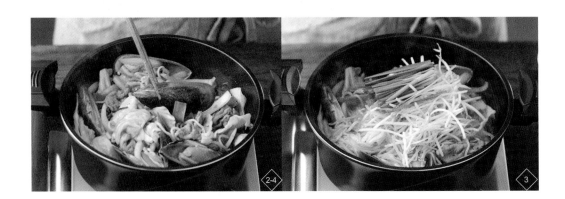

準備

<u>1</u> 豬肉加入清酒、鹽、胡椒粉、少許薑末醃製。

<u>2</u> 胡蘿蔔、洋蔥和高麗菜切成大片。

<u>3</u> 淡菜和鮮蝦去除雜質後洗淨。

作法

<u>1</u> 鍋中淋上食用油，放入洋蔥、胡蘿蔔、高麗菜，用大火炒至變軟後，取出備用（圖1）。

<u>2</u> 鍋中稍微淋上油後，放入豬肉拌炒（圖2-1），再加入鮮蝦和淡菜一起炒，並加入一半的醬料混合（圖2-2）。接著放入麵條和炒過的蔬菜，再加入剩餘的醬料拌炒（圖2-3、2-4）。

<u>3</u> 關火，放入韭菜和綠豆芽，蓋上鍋蓋，等變軟後再均勻翻動（圖3）。

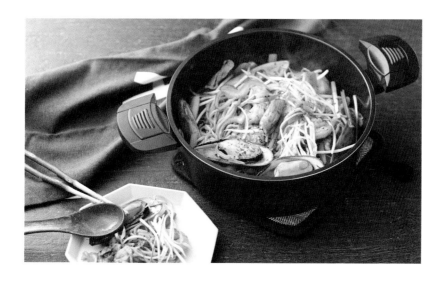

也很適合加入冰箱裡有的泡菜，豐富滋味。

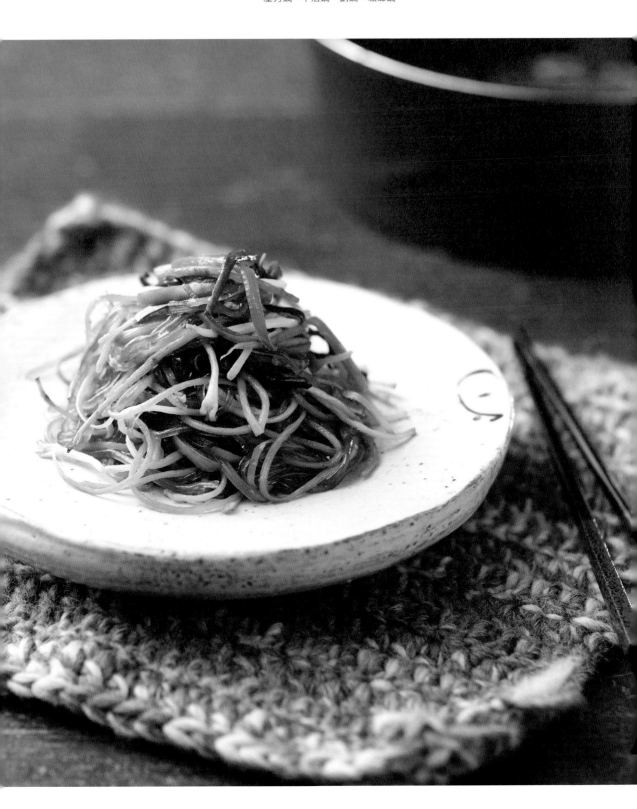

黃豆芽牛蒡雜菜

在小菜中的排行永遠位居上位的炒牛蒡，以及每天吃也不會膩、價格又便宜的黃豆芽，和韓式冬粉的組合。集合了平凡的食材，成就了一鍋不凡的料理。

— 壓力鍋 —

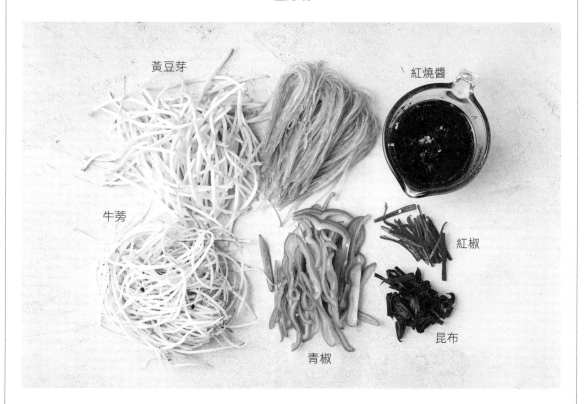

黃豆芽　紅燒醬　紅椒　昆布　青椒　牛蒡

食材

黃豆芽 200g
牛蒡 200g
青椒 1顆
紅椒 1/2顆
泡開的韓式冬粉 200g
泡開的昆布 10×10cm 1片

紅燒醬

泡昆布的水 1/2杯
搗碎的乾辣椒 1根
醬油 4大匙
糖稀 3大匙
芝麻油 少許

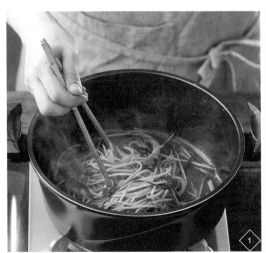

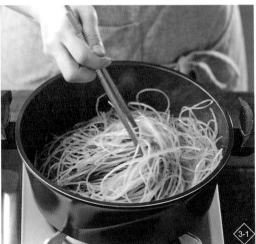

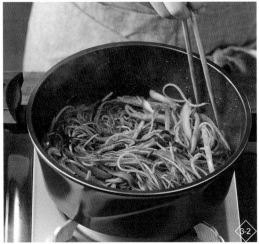

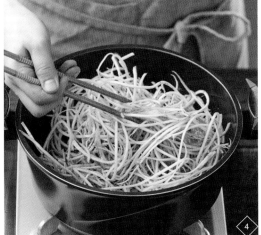

準備

1 將韓式冬粉放入冷水中浸泡1小時。

2 昆布泡冷水30分鐘後,切成細絲。

3 牛蒡依長度切成三等分,削皮並利用刨絲器刨成長絲,泡水後再將水分瀝乾。

4 準備較粗的燉煮用黃豆芽,摘掉頭尾後,放入滾水中稍微汆燙,再泡入冷水冷卻,讓口感變脆。

5 青椒和紅椒切細絲。

作法

1 熱好的鍋中,淋上芝麻油,用中火拌炒牛蒡,再放入切成絲的昆布一起炒(圖1)。

2 當牛蒡變透明時,倒入紅燒醬,用中火拌炒至稍微收乾時,蓋上鍋蓋,使味道均勻滲入。

3 放入泡開的韓式冬粉繼續炒,再放入青椒和紅椒炒到變軟為止(圖3-1、3-2)。

4 關火並放入黃豆芽,蓋上鍋蓋,等到變軟後,再加入其它材料拌勻(圖4)。

關火後再放入黃豆芽,才能保留黃豆芽爽脆的口感。

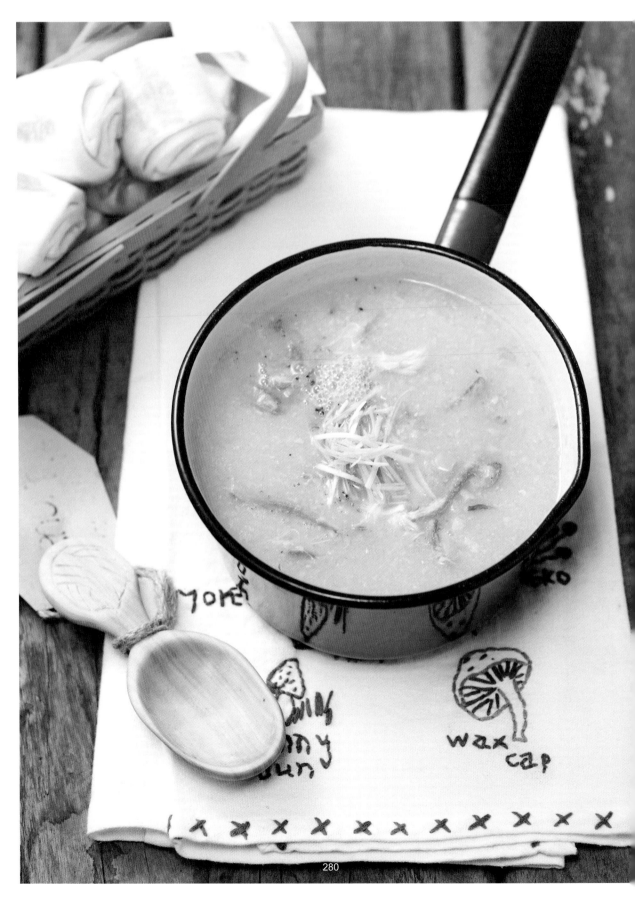

蟹肉玉米濃湯

想要喝點熱呼呼又滑順的粥時，不妨捨棄牛肉粥或蔬菜粥，改準備
加入蟹肉的鮮美濃湯吧。對於老年人或孩子來說，沒有比這更棒的
濃湯了。

— 琺瑯鍋 —

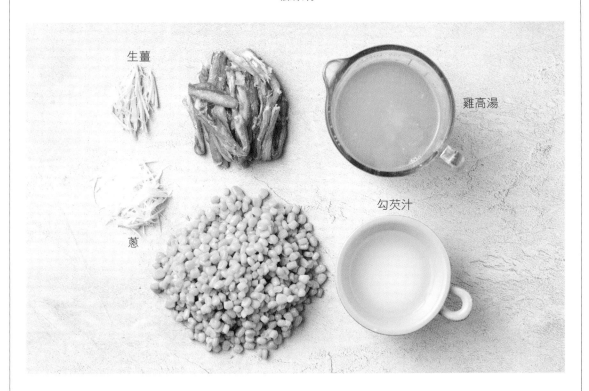

生薑

雞高湯

勾芡汁

蔥

食材

蟹肉 1杯	雞高湯 2杯
玉米罐頭 1罐	勾芡汁 5大匙
蔥 1段	鹽、胡椒粉 各少許
生薑 10g	食用油 2大匙
清酒 1大匙	

準備

1 將2/3的玉米和高湯，一起用攪拌機打碎至看不見玉米粒的程度。

2 當成配料的蔥和生薑，則是切成細絲。

3 太白粉和水以1：2.5的比例拌開，做成勾芡汁。

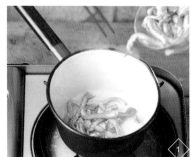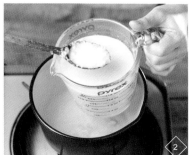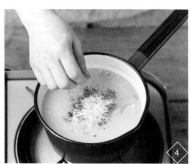

作法

1 在熱好的鍋中，淋上食用油，放入擠乾水分的蟹肉和清酒，炒至焦黃後取出備用（圖1）。

2 鍋中倒入磨碎的玉米，用大火加熱，加入炒過的蟹肉和剩餘的玉米粒煮滾（圖2）。

3 倒入勾芡汁調整濃度，並加鹽調味。

4 關火，撒上蔥絲、薑絲和胡椒粉（圖4）。

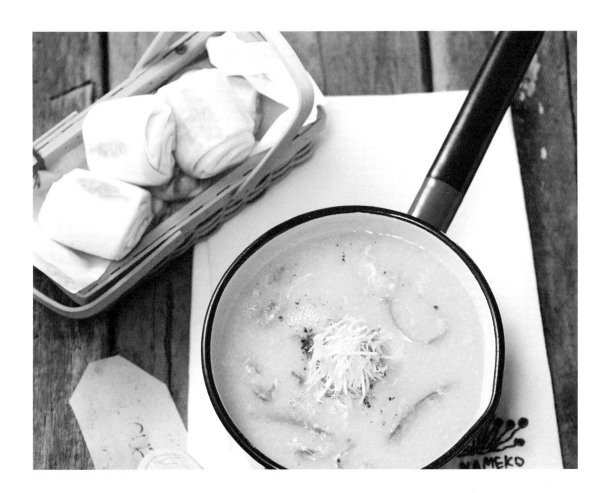

將花卷放入油鍋中煎烤至焦黃，再一起端上桌，當成一餐也絲毫不遜色。

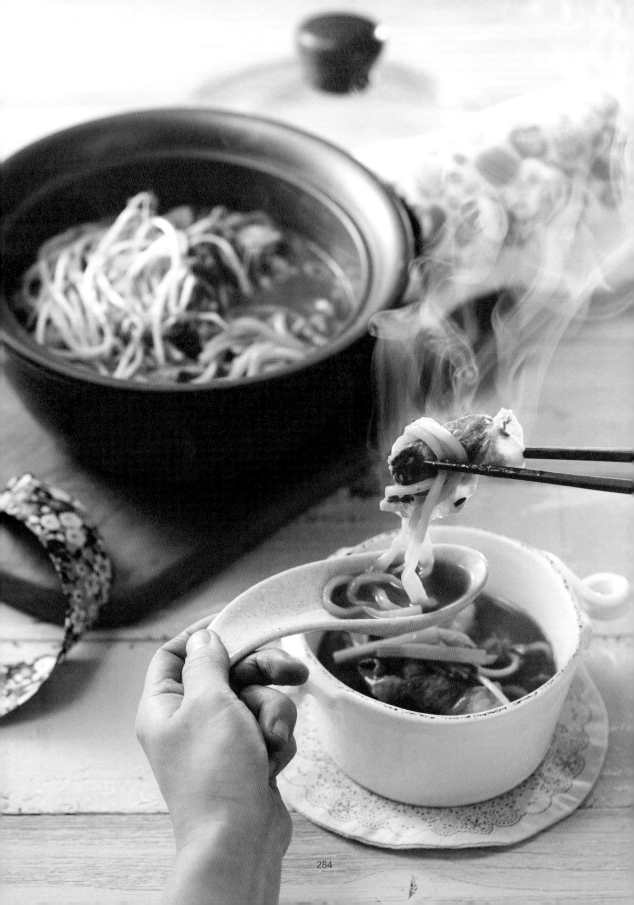

牛腩大醬刀切麵

一入冬之後，我母親就會從肉鋪預定好牛骨，放入冷水中浸泡，去除血水後，整夜熬煮成牛骨湯。直到現在，她還是會準備好牛骨湯給子女們，並分成3～4包放在冰箱冷凍室裡保存。加入拌開的大醬，煮成一鍋香濃又飽足的刀切麵吧。

— 不沾鍋 —

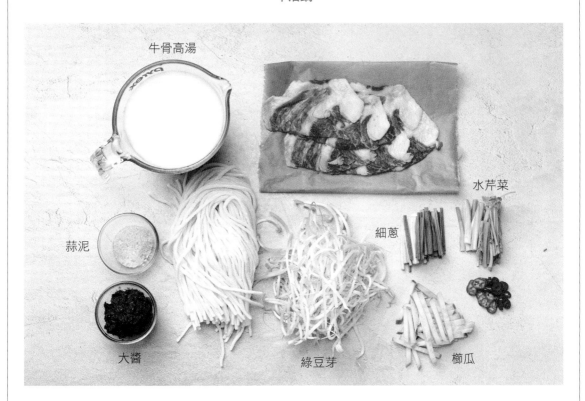

食材

牛骨高湯 3杯	櫛瓜 1/3條	細蔥 10g	青、紅辣椒 各少許
牛前胸肉 50g	綠豆芽 30g	大醬 2大匙	
刀切麵 350g	水芹菜 10g	蒜泥 1大匙	

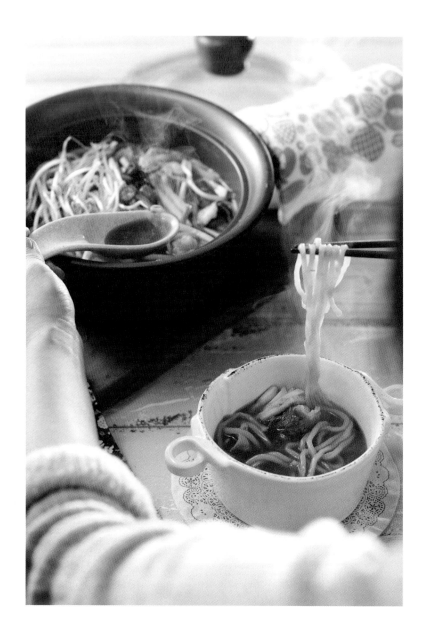

準備

1　櫛瓜切成絲，綠豆芽放在篩子上，用流水沖洗乾淨再瀝乾水分。

2　水芹菜洗淨後，切成3公分長，青、紅辣椒切碎。

作法

1　將水裝入鍋中，並倒入牛骨高湯，用大火煮滾。

2　高湯煮滾後，加入大醬拌開，放入蒜泥和刀切麵（圖2-1、2-2）。

3　用大火煮5分鐘，待麵條煮熟開始變透明時，放入牛前胸肉與櫛瓜，牛肉煮熟後，放上處理過的綠豆芽和水芹菜當成配料。

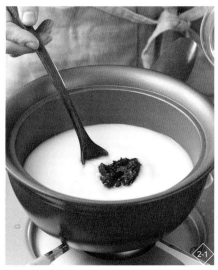 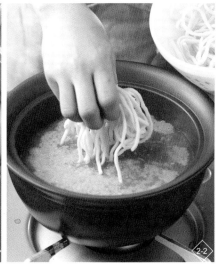

如果家中沒有牛骨高湯的話，可到傳統市場或較大的超市，購買熬煮好的現成牛骨高湯。

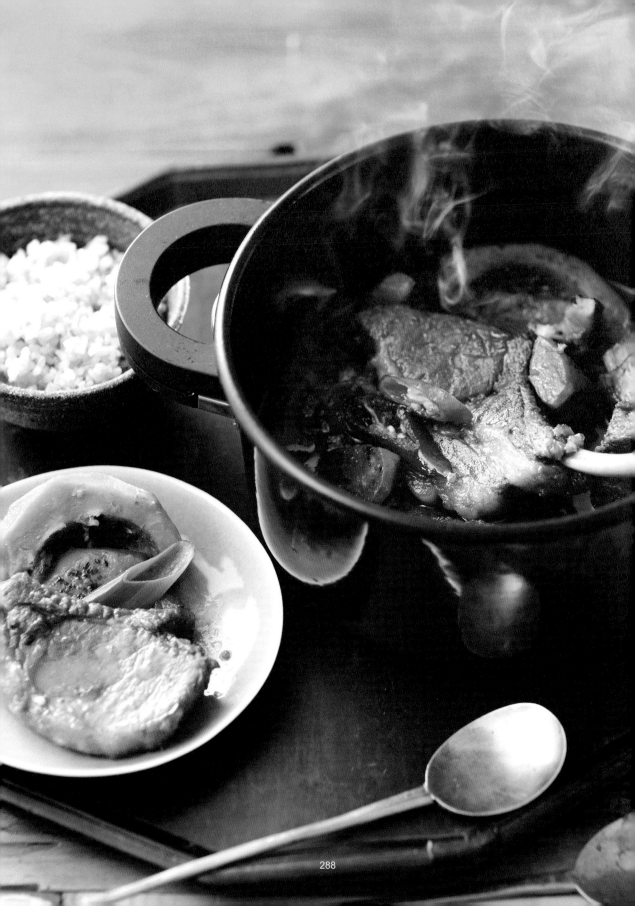

南瓜燉豬排骨

每到換季要照顧家人健康時，就會想要燉煮這一道料理。烹調時比
起一般的烤三層肉更不會濺油，再怎麼挑食的孩子也會讚不絕口，
是一道讓心靈與肚子都滿足的燉料理。

— 琺瑯鍋 —

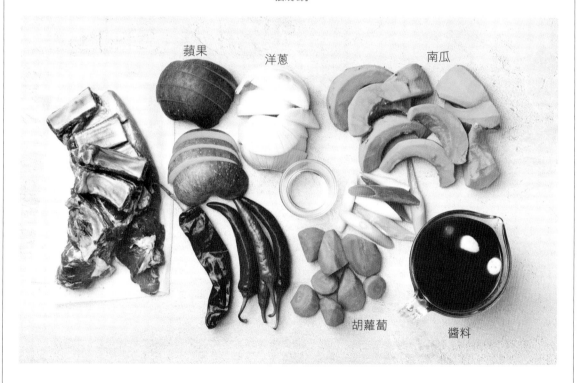

食材		醬料	
豬排骨 400g	生薑 1塊	糖稀 4大匙	砂糖 1大匙
南瓜 1/2顆	青、紅辣椒 3根	水 1杯	蜂蜜 2大匙
蘋果 1顆	乾辣椒 1根	醬油 5大匙	芝麻油 2大匙
洋蔥 1顆	水 1杯	大蒜 2瓣	
胡蘿蔔 1根	胡椒粒 少許	薑末 30g	
大蔥 2段	食用油 少許		

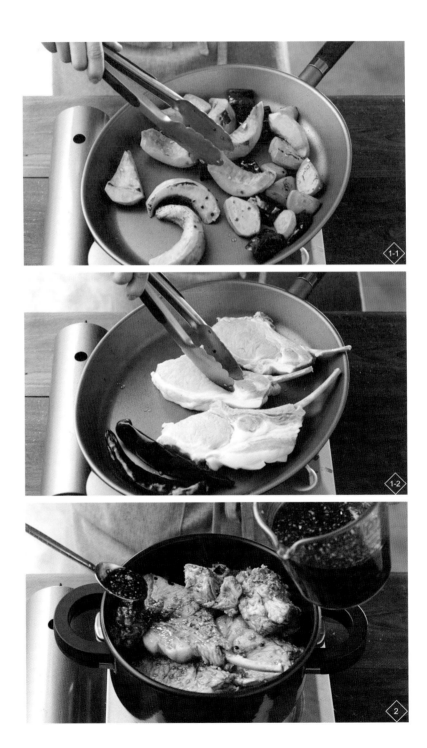

準備

1 去掉豬排骨上的油脂，放入冷水中浸泡30分鐘去除血水。

2 大蒜切碎，生薑用磨泥器或切菜器切碎，大蔥斜切成大段。

3 胡蘿蔔切成拇指大小的三角形，栗子連同內果皮一起剝除乾淨，洋蔥和蘋果切成大塊。

4 南瓜用水洗淨後切半，用湯匙將籽挖出後，切成大塊的新月形。

5 醬料的材料依分量混合，做成醬料。

作法

1 平底鍋中淋上少許食用油，用中火將乾辣椒翻炒出辣辣的香氣後，放入胡蘿蔔、南瓜煎烤（圖1-1），再將豬肉的表面烤過，盛入其他碗中備用（圖1-2）。

2 將切成大塊的蘋果和洋蔥鋪在鍋中，放入表面烤過的豬肉、醬料和乾辣椒，倒入水至豬肉一半的高度，用大火煮10分鐘（圖2）。

3 轉成中火再煮20分鐘，待豬肉煮熟變軟時，放入胡蘿蔔、南瓜，轉小火將蔬菜煮熟。

4 食材全部都熟了之後，關火悶10分鐘，再端上餐桌。

可以將表面烤過的豬肉，先放入醬料中醃製30分鐘。像豬肉一樣油脂較多的肉類，先將表面稍微烤熟，就能維持有嚼勁的口感。烤的時候，不要翻動太多次，才能保持食材的外觀，到稍微會黏鍋底的程度也無妨。

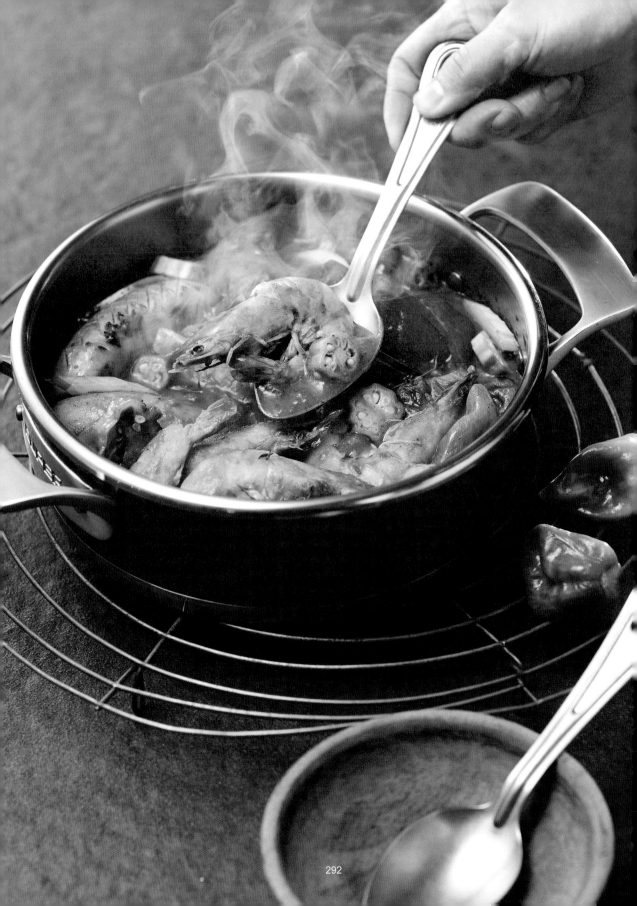

秋葵燉菜

讓人心情愉悅的辣度能刺激食慾。將秋葵加入燉菜或濃湯中，清脆的口感中還能讓湯汁帶有濃稠的黏性，這樣的特性就能拿來好好地運用。不喜歡黏稠感的話，稍微炸過再加入即可。

— 琺瑯鍋 —

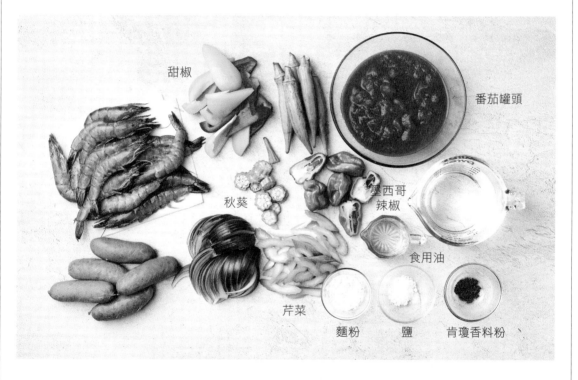

甜椒
番茄罐頭
秋葵
墨西哥辣椒
食用油
芹菜
麵粉　鹽　肯瓊香料粉

食材

去殼大蝦 400g
手工火腿腸 4條
秋葵 2杯
切塊番茄 1罐
甜椒 1顆
紫洋蔥 1顆

墨西哥辣椒 5根
芹菜 2株
大蒜 2瓣
鹽 少許
水 1又1/2杯

肯瓊麵糊

肯瓊香料粉 1/4大匙
麵粉 2大匙
食用油 2大匙

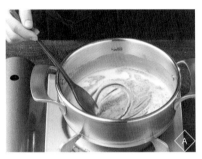

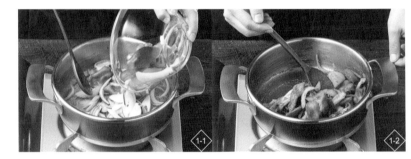

製作肯瓊麵糊

準備

1 將蝦子和火腿腸放入淋有油的鍋中翻炒。

2 洋蔥和前菜切成薄片，甜椒切大塊，秋葵整根切小段。

3 製作肯瓊麵糊：放入油和麵粉，用中火持續炒6分鐘，直到變成黃褐色為止，再加入肯瓊香料粉（圖A）。

作法

1 肯瓊麵糊中加入洋蔥、大蒜、芹菜、甜椒、少許鹽一起拌炒（圖1-1、1-2）。

2 放入番茄稍微翻炒一下，倒入水煮滾一次（圖2）。

3 放入蝦子和火腿腸，用中小火煮25分鐘左右（圖3-1、3-2）。

4 放入秋葵，用小火煮3分鐘（圖4）。

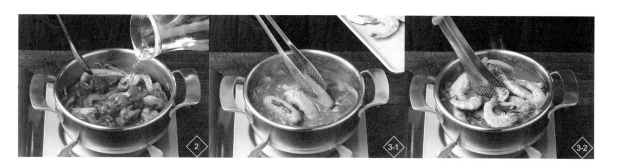

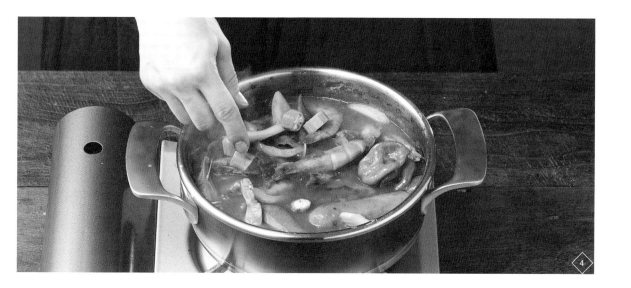

由於秋葵能產生黏稠感，能使燉菜變得濃稠。如果沒有新鮮的秋葵，使用冷凍秋葵也無妨。

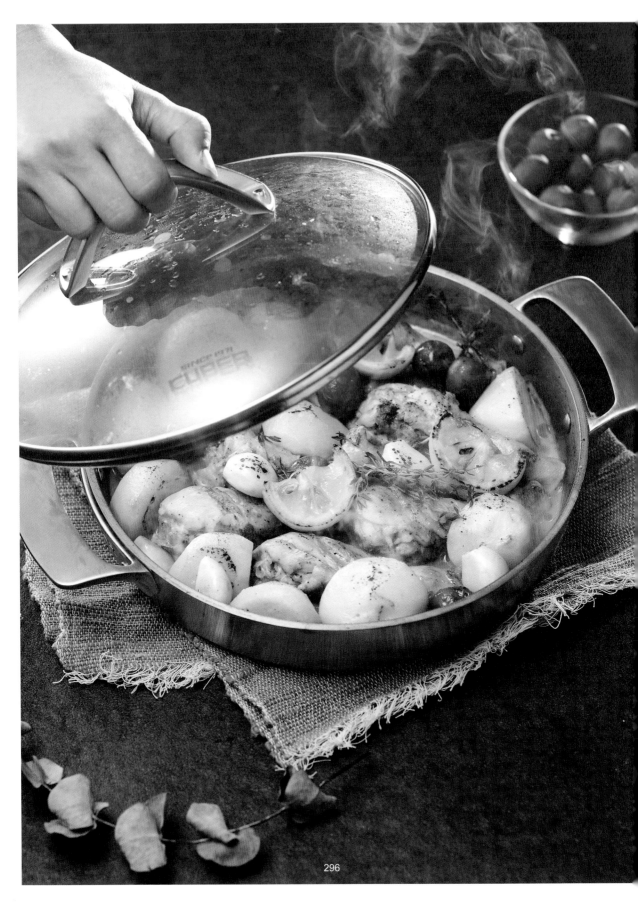

香炒雞腿佐檸檬馬鈴薯

想要做給只挑馬鈴薯來吃的偏食鬼姪子，以及不太能吃辣的媽媽，因而購思出這道不會辣的炒雞肉料理，加入大量的檸檬，品嘗起來的感覺就像身處在地中海的某個地方，是一道清淡又帶有濃郁雞肉風味的極品料理。

— 銅鍋 —

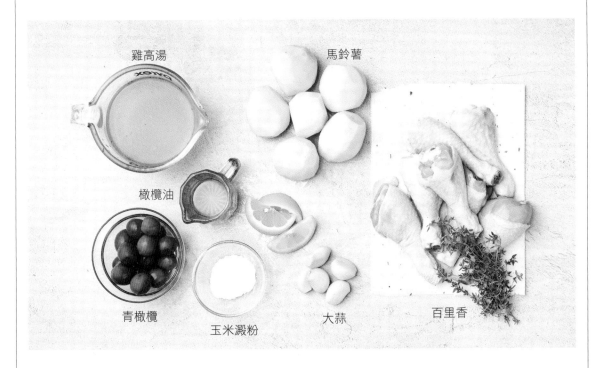

食材

帶骨雞腿 7隻	大蒜 5瓣
粗鹽 少許	青橄欖 1/2杯
橄欖油 1大匙	檸檬 1顆
雞高湯 1又1/4杯	百里香 6株
馬鈴薯 400g	玉米澱粉 1大匙

準備

1 在雞腿上劃刀紋，撒上鹽和胡椒粉稍微醃過。

2 馬鈴薯削皮後切半。

作法

1 開中火，淋上少許油至平底鍋中，放入整顆大蒜炒香，再放入雞肉煎至
　焦黃（圖1-1、1-2）。

2 雞肉煎至一定熟度時，放入馬鈴薯，煎15分鐘至金黃色（圖2）。

3 加入1杯高湯和鹽，蓋上鍋蓋煮滾（圖3）。

4 煮滾後，加入橄欖油、檸檬、百里香，用小火燉煮（圖4）。

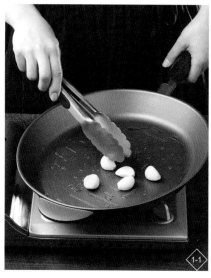
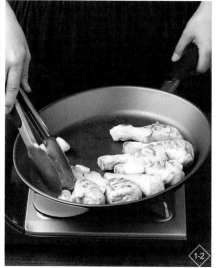

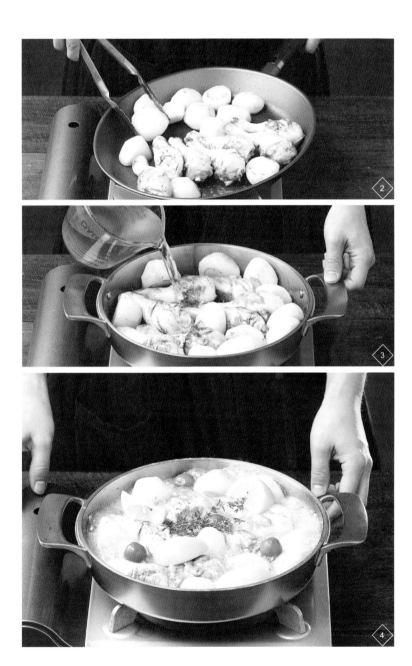

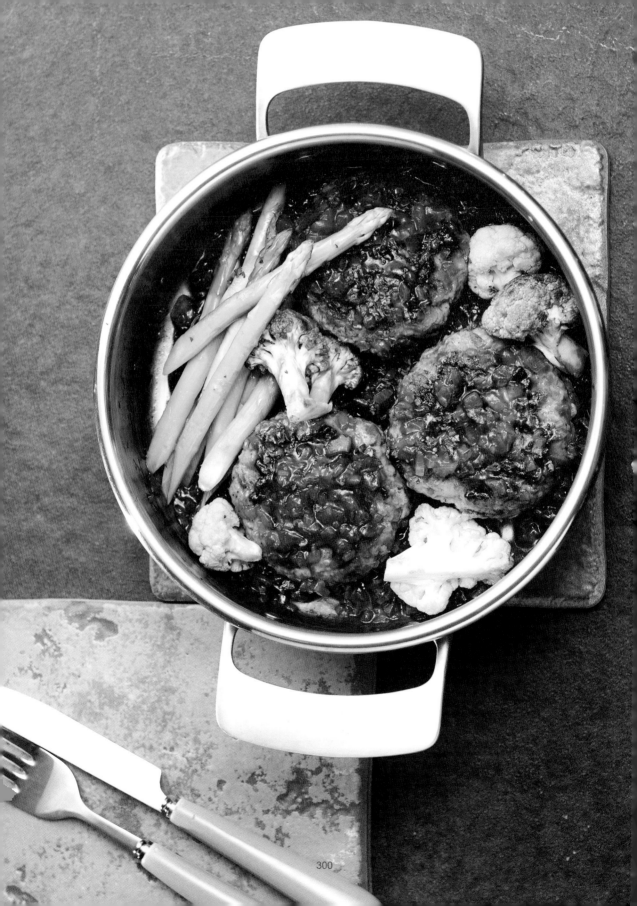

咕嚕咕嚕漢堡排

市面上雖然有販售現成的漢堡排，用微波爐「叮」一下就能吃了，
但如果想要重溫小時候媽媽親手包的水餃那般，費心地揉捏所創造
的特別回憶，就要先歷經一番辛苦。

— 銅鍋 —

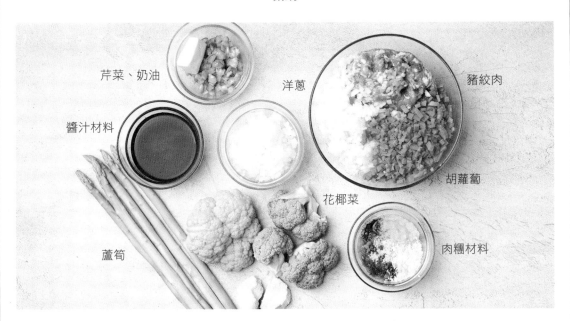

食材	肉糰材料	醬汁	裝飾用
豬絞肉 500g	雞蛋 1顆	番茄醬 2大匙	花椰菜 1/4朵
胡蘿蔔 1/2根	麵包粉 1.5大匙	豬排醬 1大匙	蘆筍 5段
紫洋蔥 1/2顆	牛奶 2.5大匙	洋蔥末 1/2杯	格呂耶爾起司 少許
大蒜 1瓣	醬油 1/2大匙	芹菜1株	
	食用油 1大匙	奶油 1大匙	
	鹽、胡椒粉 各少許	味醂 1大匙	
		清酒 2大匙	
		醬油 少許	

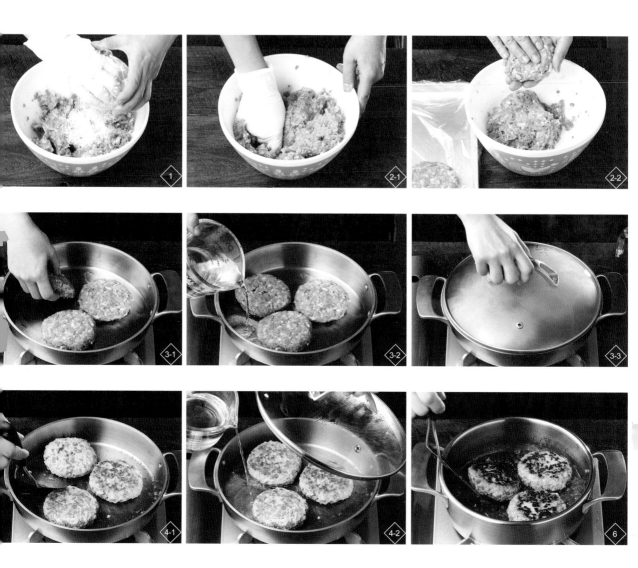

準備

<u>1</u> 將胡蘿蔔、洋蔥和大蒜切碎。

<u>2</u> 將蘆筍和花椰菜稍微汆燙，切成適口大小。

作法

<u>1</u> 在做肉糰的碗中，放入肉糰材料、胡蘿蔔、大蒜、洋蔥，用手或橡膠刮勺拌勻（圖1）。

<u>2</u> 放入絞肉，用手甩打幾次成糰狀，再將肉糰分成8等分，捏成扁圓形（圖2-1、2-2）。

<u>3</u> 將食用油淋入鍋中，放入塑形好的肉糰，倒入一點水，蓋上鍋蓋，用小火烤約5分鐘（圖3-1、3-2、3-3）。

<u>4</u> 翻面後，蓋上鍋蓋再烤5分鐘，如果完全烤乾沒有水分的話，再加入一點水，等到裡面都熟透後，取出備用（圖4-1、4-2）。

<u>5</u> 為了要製作醬汁，將奶油放入鍋中，放入洋蔥，用小火炒到變成褐色為止，再加入芹菜拌炒。

<u>6</u> 倒入其餘的醬汁材料，煮滾後，放入漢堡排，用小火一邊加熱，一邊將醬汁澆淋上去，使醬汁入味（圖6），接著撒上削好的格呂耶爾起司，放上蘆筍與花椰菜。

還剩一些漢堡排時，用湯匙將肉排弄碎，放在爐火上加入煮好的螺旋麵或筆管麵等短義大利麵，也別有一番風味。如果想要有在嘴裡輕輕散開的口感，就不能打得太有黏性，稍微成糰就能保有鬆軟的口感。

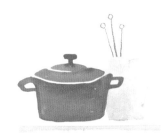

 生活樹 生活樹系列 053

常備鍋料理全書

作　　　者	陳姬元
譯　　　者	黃薇之
總　編　輯	何玉美
選　書　人	紀欣怡
主　　　編	紀欣怡
封　面　設　計	萬亞雯
內　文　排　版	許貴華

出　版　發　行	采實出版集團
行　銷　企　劃	陳詩婷・陳苑如
業　務　發　行	林詩富・張世明・吳淑華・林坤蓉
會　計　行　政	王雅蕙・李韶婉
法　律　顧　問	第一國際法律事務所　余淑杏律師
電　子　信　箱	acme@acmebook.com.tw
采實粉絲團	http://www.facebook.com/acmebook

Ｉ Ｓ Ｂ Ｎ	978-986-95256-9-5
定　　　價	399元
初　版　一　刷	2017 年 11 月
劃　撥　帳　號	50148859
劃　撥　戶　名	采實文化事業股份有限公司
	104 台北市中山區建國北路二段 92 號 9 樓
	電話：(02)2518-5198
	傳真：(02)2518-2098

國家圖書館出版品預行編目資料

常備鍋料理全書 / 陳姬元作；黃薇之譯. -- 初版. -- 臺北
市：采實文化，2017.11
　　面；　公分. -- (生活樹系列；53)
ISBN 978-986-95256-9-5(平裝)

1. 食譜

427.1　　　　　　　　　　　　　　　106016366

 采實出版集團
ACME PUBLISHING GROUP